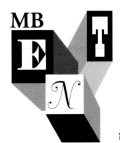

JN095143

編集企画にあたって……

　編集企画者が医者になったのは昭和60年代後半です．当時直接目で見るグラスファイバー撓性鏡が使われていたものの，まだまだ間接喉頭鏡，後鼻鏡が主流でした．また鼻副鼻腔炎手術は額帯鏡を用いた鼻内手術または Caldwell-Luc 手術が中心でした．耳鼻咽喉科の手術は，痛い，暗い，執刀医以外誰も見えないという，手術室ナースから評判の悪い手術でした．医師2年目の時に当時日本の内視鏡医療のトップランナーである金沢医科大学　山下公一先生の元で研修させていただき，当時の最先端の内視鏡医療に触れることができ，内視鏡の可能性を強く感じました．しかし，電子内視鏡は開発段階で，NBI をはじめとする特殊観察もまだ報告されていない状況でした．それから30年以上が経過し，内視鏡は耳鼻咽喉・頭頸部外科医療に革命に近い変革をもたらしました．いまや内視鏡以外での鼻手術は考えられず，C-L 手術は激減し，Lateral rhinotomy は完全に過去のものとなりました．この流れは耳，咽喉頭，さらに頭頸部にも広がり，今まで暗いイメージだった耳鼻咽喉科の手術は術野をライブ映像として全スタッフと共有できる明るい現場に様変わりしました．さらに所見の記録が容易となり，術者の研鑽や学会発表のレベル向上など耳鼻咽喉・頭頸部外科医療全体の質の向上につながっています．経営面でも，耳鼻咽喉科の内視鏡は外来における稼ぎ頭となっており，患者さんへの質の高い医療とともに耳鼻咽喉・頭頸部外科にとってかけがえのない医療技術となりました．

　昨年始めに，ENTONI 編集部より，"みみ・はな・のど診療に内視鏡をどう活かすか？"という企画をいただきました．編集主幹の先生方のご指導の下，編集部と検討し，技術的な進歩だけでなく，いただいたタイトルを活かせるような先端の話題を意識しつつ，より実践に即した特集を組ませていただきました．耳鼻咽喉科の広い領域を網羅すべく，耳，鼻，口腔・咽頭，喉頭の各領域にそれぞれ観察と治療（手術）を網羅するテーマとし，現在日本におけるその道のエキスパートに原稿を依頼しました．そして，総説を含めて12の充実した内容をお届けできる運びとなりました．

　内視鏡の基幹技術ならびに周辺技術は今後ますます進歩し，それに呼応して新しい観察手法，検査法，手術手技も生まれてくるものと考えます．しかし，新しい技術はそれまでの蓄積で生み出されることから今回の特集を一つの一里塚として今後の発展を期待したいと考えております．本書は若い先生からベテランの先生まで明日からの診療に直ぐ役立てる内容となっていますが，次世代を担う先生方は内視鏡ならびに医療器機開発メーカー・技術者と協力しながら更に新しい内視鏡医療を進めていただきたいと考えます．本書がその一助となれば，執筆者各先生にとって最大の喜びです．

　末筆ながら，執筆の労をおとりいただいた各先生方，技術面での最新情報をいただいた内視鏡ならび手術器機メーカー，さらに本企画の機会を与えていただいた ENTONI 編集顧問・主幹の先生ならび編集部の方々に御礼を申し上げます．

2024年1月

角田篤信

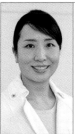

姉﨑（前田）真由香
（あねざき（まえだ）　まゆか）

2009年	防衛医科大学校卒業 同大学校耳鼻咽喉科入局
2011年	さいたま日赤病院耳鼻咽喉科
2013年	防衛医科大学校耳鼻咽喉科講座
2015年	自衛隊中央病院耳鼻咽喉科
2020年	東京慈恵会医科大学耳鼻咽喉科学教室
2022年	自衛隊中央病院耳鼻咽喉科

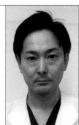

柏木　隆志
（かしわぎ　たかし）

2009年	金沢医科大学卒業
2011年	獨協医科大学耳鼻咽喉・頭頸部外科入局
2013年	同，助教
2023年	同，講師

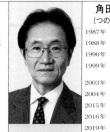

角田　篤信
（つのだ　あつのぶ）

1987年	東京医科歯科大学卒業 同大学耳鼻咽喉科入局
1988年	金沢医科大学医学部耳鼻咽喉科
1990年	東京医科歯科大学・頭頸部耳鼻咽喉科
1999年	英国ロンドン大学 解剖発生学部・客員研究員
2003年	東京医科歯科大学医学部頭頸部外科学，講師
2004年	同大学耳鼻咽喉科学，助教授
2015年	順天堂大学耳鼻咽喉科，准教授
2016年	同大学附属練馬病院耳鼻咽喉科，准教授
2019年	同，教授

新井　智之
（あらい　ともゆき）

2007年	千葉大学卒業
2009年	同大学耳鼻咽喉科入局
2016年	同大学大学院修了
2017年	成田赤十字病院耳鼻咽喉科
2021年	千葉大学耳鼻咽喉科，助教

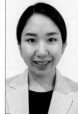

木村　文美
（きむら　あやみ）

2016年	藤田保健衛生大学（現，藤田医科大学）卒業
2018年	同大学ばんたね病院耳鼻咽喉科，助手
2020年	同，助教

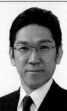

平野　滋
（ひらの　しげる）

1990年	京都大学卒業 同大学耳鼻咽喉科入局
1991年	天理よろづ相談所病院耳鼻咽喉科
1998年	京都大学耳鼻咽喉科・頭頸部外科，助手
1999年	米国UCLA耳鼻咽喉頭頸部外科，研究員
2001年	米国ウィスコンシン大学耳鼻咽喉科頭頸部外科，研究員
2003年	京都医療センター気管食道科，医長
2005年	京都大学耳鼻咽喉科・頭頸部外科，講師
2015年	同，准教授
2016年	京都府立医科大学耳鼻咽喉科・頭頸部外科学教室，教授

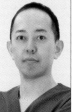

伊藤　吏
（いとう　つかさ）

1996年	山形大学卒業 同大学耳鼻咽喉科入局
2002年	同大学大学院修了 同大学耳鼻咽喉科，助手
2007～08年	スイス，チューリヒ大学留学
2013年	山形市立病院済生館耳鼻咽喉科，科長
2014年	山形大学耳鼻咽喉科，助教
2015年	同，講師
2017年	同，准教授（兼病院教授）

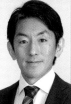

佐藤　宏樹
（さとう　ひろき）

2004年	東京医科大学卒業 都立駒込病院初期・後期外科研修
2009年	東北大学耳鼻咽喉科・頭頸部外科入局 東京都立駒込病院内視鏡科
2011年	東京医科大学耳鼻咽喉科・頭頸部外科学分野入局
2012年	同，助教
2018年	同，講師
2020年	同，兼任講師
2023年	同，兼任准教授

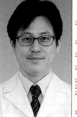

堀　龍介
（ほり　りゅうすけ）

2000年	京都大学卒業 同大学耳鼻咽喉科・頭頸部外科学教室入局
2006年	同大学大学院医学研究科修了
2008年	スウェーデン国，カロリンスカ研究所留学
2010年	天理よろづ相談所病院耳鼻咽喉科
2011年	同，副部長
2016年	同，部長
2021年	藤田医科大学耳鼻咽喉科・頭頸部外科学講座，臨床准教授
2023年6月～	産業医科大学耳鼻咽喉科・頭頸部外科学，教授

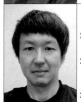

大峽　慎一
（おおば　しんいち）

2003年	順天堂大学卒業 同大学耳鼻咽喉科学講座入局
2009年	同大学医学部大学院修了 同大学耳鼻咽喉科学講座，助教
2014年	オーストラリア，アデレード大学短期留学
2015年	順天堂大学耳鼻咽喉科学講座，准教授
2023年	同，先任准教授

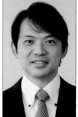

高橋　昌寛
（たかはし　まさひろ）

2008年	東京慈恵会医科大学卒業
2010年	同大学耳鼻咽喉科入局
2020年	学位（医学博士）受領
2022年	東京慈恵会医科大学耳鼻咽喉科，講師

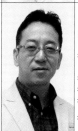

松延　毅
（まつのぶ　たけし）

1995年	慶應義塾大学卒業
1997年	米国ミシガン大学Kresge Hearing Research Institute, research fellow
2000年	慶應義塾大学医学部大学院博士課程修了 同大学耳鼻咽喉科学教室，助手
2003年	静岡赤十字病院耳鼻咽喉科・気管食道科
2011年	防衛医科大学校耳鼻咽喉科学講座，准教授
2014年	医療法人社団誠馨会 新東京病院耳鼻咽喉科・頭頸部外科，部長
2017年	日本医科大学大学院医学研究科頭頸部・感覚器科学，准教授

WRITERS FILE
ライターズファイル（50音順）

前付 *3*

CONTENTS

みみ・はな・のど診療に内視鏡をどう活かすか？

編集企画／角田篤信
順天堂大学練馬病院教授

Monthly Book ENTONI　No. 293/2024. 2　目次

編集主幹／曾根三千彦　香取幸夫

【ENTONI®（エントーニ）】
ENTONI とは「ENT」（英語の ear, nose and throat：耳鼻咽喉科）にイタリア語の接尾辞 ONE の複数形を表す ONI をつけ，耳鼻咽喉科領域を専門とする人々を示す造語．

Monthly Book

ENTONI
エントーニ

2023年10月増大号
No.289

みみ・はな・のどの "つまり" 対応

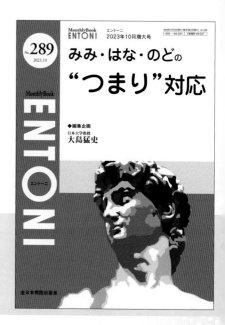

編集企画 **大島猛史**
（日本大学教授）

B5 判　　152 頁
定価 5,390 円（本体 4,900 円）

"つまり" という症状の原因は何なのか？

原因が多岐にわたるため診断の見極めが重要となる "つまり" について、見逃してはならない疾患も含め、どのように対応すべきかエキスパートにより解説！小児への対応・心理的アプローチ・漢方治療も取り入れ、充実した特集号です。

目次

Sample

詳しくはこちらから

全日本病院出版会　〒113-0033 東京都文京区本郷 3-16-4　Tel：03-5689-5989
www.zenniti.com　　　　　　　　　　　　　　　　　　　　　Fax：03-5689-8030

MB ENT, 293：1-8, 2024

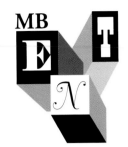

◆特集・みみ・はな・のど診療に内視鏡をどう活かすか？

耳鼻咽喉科内視鏡の 歴史・種類・今後の発展

角田篤信*

Abstract 胃カメラの開発から始まった内視鏡の技術は耳鼻咽喉領域に革命に近い変革をもたらした。耳鼻咽喉科外来診療における撓性内視鏡，手術における硬性内視鏡の導入により耳鼻咽喉科診療は大きく進歩し，医療レベルの向上とともに患者の負担の軽減も達成されている。光学的・機械的な特性や解剖学的な制限からブレークスルーが難しい項目もあるが，今後も内視鏡医療の応用の広がりをめざして高画質化と特殊観察機能の向上，操作性の向上と治療機能の追加をめざして開発が進んでいくことが期待される。

Key words 内視鏡の歴史(history of endoscopy)，モニター観察(monitoring)，高画質化(higher image quality)，機器管理(equipment management)，感染防御(defense against infection)

はじめに

内視鏡は耳鼻咽喉科・頭頸部外科臨床で幅広く使われており，臨床に必要不可欠なツールとなっている。さらに，内視鏡の技術進歩は著しく，耳鼻咽喉科もその恩恵にあずかっている。一方，内視鏡そのものは光学観察に基づくものであり，工学，光学に関連する物理的な限界が存在する。人体に用いられることから安全面も常に問題となるうえ，精密機器であり，その管理・運用も配慮が必要である。本稿では耳鼻咽喉科領域における内視鏡技術の過去と未来について概説する。

内視鏡の歴史と技術的な問題点

内視鏡は外部からの観察が困難な対象に対して，観察点を対象物の中に入れることで内腔を観察する技術である。内部からの観察とともに近接しての観察という2つの利点がある。人体の中を見るというアイデアはギリシャ・ローマ時代から存在し，紀元前のポンペイの出土品から肛門鏡や子宮鏡などがみられている。その後，Bozziniのロウソク光源による喉頭・膀胱鏡，Hofmannの凹面反射鏡(現在の額帯鏡のプロトタイプ)，Garciaの間接喉頭鏡，Kussmaulの胃直達鏡などの歴史を経て，Nitzeが初めてレンズを組み合わせた硬性の膀胱鏡を開発している。

硬性内視鏡は棒状・直線状であり，側視可能なプリズムを用いることで側方の観察はある程度可能となるが，観察機器が曲がって入ることで(可撓性)より深部の観察が可能となる。その始まりは1932年にSchindlerとWolfによる30°ほど屈曲可能な胃鏡の開発である。その後，Henningの胃内の写真撮影の成功を経て，1950年には，東京大学とオリンパス光学(現，OLYMPUS)の研究チームにより，カメラを胃に入れて撮影する「胃カメラ」が開発された。柔らかい管を食道経由で胃内腔に入れて患者に負担を減らしつつ，内部を観察するという軟性内視鏡の基本アイデアが確立させた画期的なものであったが，盲目的撮影の後，検査終了後フィルムを取りだし現像してから

* Tsunoda Atsunobu, 〒177-8521　東京都練馬区高野台3 1 10　順天堂大学練馬病院耳鼻咽喉科，教授

結果を判断する弱点があった．ライブ観察ができないという欠点を克服したのが，1956年にHirschowitzによって開発されたグラスファイバーを束ねることで屈曲可能としたファイバースコープである．1983年には，先端に固体撮像素子（CCD）を内蔵した「電子内視鏡」が開発され，現在の耳鼻咽喉科内視鏡診療の主力となっている．一方，硬性鏡もHopkinsによるrod lensの開発により細径化・高画質化が図られている．硬性鏡の特長である操作性のよさと内視鏡の存在位置が術者にわかりやすいという利点を生かして，耳鼻咽喉科手術での中心的な位置を占めている．耳鼻咽喉科領域での内視鏡の臨床応用とそれに伴う機械の開発などは，米国ではYanagisawa，本邦では山下らをはじめとする医師が中心的な役割を果たしてきたが，その後，多くの耳鼻咽喉科医がメーカーとともに内視鏡の開発，改良を進めてきた[1][2]．

内視鏡観察の原理と映像化

内視鏡の原理は，先端部分の画像を光学的な方法で体腔外に出す方法と先端部分にカメラを装着し，その画像を電気信号として送る方法に大別できる．

前者は束ねたグラスファイバーを内視鏡先端のレンズで結像させた映像をグラスファイバー束で接眼部に伝え，接眼部のレンズで再度結像させる方法（従来のファイバースコープ）とレンズを重ねて先端部分の映像を伝える方法（硬性鏡）がある．接眼部からの直接観察が可能であり，画像構築用のプロセッサーは不要となる．前者は可撓性があり照明と観察のファイバーと先端を動かすためのワイヤー，外周のカバーと先端レンズだけの簡単な構造であり，扱いが簡単で価格も安いが，グラスファイバーの点の集合となるため画質は悪化する．硬性鏡は極めて高画質の画像を得ることができるが，先端の可撓性がなく，側面の観察のため広角の観察角とともにプリズムを用いた斜視鏡を組み合わせての観察が必要となる．これらの方法では直接観察だけではなく，接眼部にカメラやビ

デオを装着することで拡大観察，供覧，記録が可能となる[3]～[6]．

後者はいわゆる電子内視鏡（電子スコープ・電スコ）である．テレビカメラを内視鏡先端に装着し体腔内を撮影するもので，1983年にWelch Allyn社が最初に大腸内視鏡として発表した．現在，耳鼻咽喉科だけでなく，消化器・呼吸器領域外来診療での主流であり，国内メーカーがその開発に大きな役割を果たし，今もトップランナーとなっている．先端のカメラはCCDが用いられ，技術の進歩とともに小型化，高画質化が進められている．欠点としてはプロセッサーが必要であることであり，外来や検査室のスペースが狭くなる．往診にも用いられる携帯可能なシステムが各社から発表されており，今後の発展が期待される．

現在，耳鼻咽喉科領域での内視鏡観察はモニター画面を見ることが主流となった．直接目視では患者の急な胎動，すなわちバッキング，咳などでお互いにリスクがあったが，所見のモニター化により無理のない姿勢での安全な操作が可能となり，長時間手術での使用も可能となった．また，所見の画像化によりデジタルストレージが可能となった．20世紀までは内視鏡所見をフィルムスライドに保存・管理していたが，現在は内視鏡画像は電子カルテシステムとつながり，過去データとの比較も容易となった．さらに，遠隔診療，遠隔手術も可能となった．コロナ禍で進んだオンライン診療であるが，内視鏡の映像化はその流れをサポートする技術といえる．

内視鏡の作動機構

下部消化管ではカプセル内視鏡も使用されているが，耳鼻咽喉科で用いられる内視鏡操作原理は二つである．一つは撓性鏡で先端部分を動かすことができる．全体に柔らかいビニールコートがされているので患者負担も少ない．経鼻的に気道に沿って喉頭まで観察可能であるほか，耳鼻咽喉科の内視鏡でも適切な麻酔を行うことで頸部食道，気管分岐部までの観察が可能である．耳鼻咽喉科

の内視鏡は口径が小さいため上向き下向きの二次元方向しか動かせないが，それにひねりを加えることで広い視野の観察が可能となる．副鼻腔術後患者では，ほぼすべての洞内を観察可能であり，また自然孔の大きい患者では上顎洞の内部まで観察可能である．このように死角が少なくないことで，見落としが少なくなるとともに，多くの部位の鉗子処理が可能となり，異物除去や病理診断に有用である．しかし，先端部分の可動範囲は機械の構造上制限がある．特に，電子内視鏡はカメラ部分のサイズに依存するため，観察が困難であったり，先端操作により患者に疼痛をきたし得る．また，内視鏡観察部位の位置同定は撓性鏡であり，画像情報が主となるためオリエンテーションがつきにくい（硬性鏡先端に可撓性のある電子スコープを接続した製品も上市している）．

一方，硬性鏡はステンレスの硬い筐体であり，先端が動かないので先端が何処にあるかの感覚がつかみやすい．内視鏡本体で観察，操作ルートを確保する操作（中鼻甲介を圧排して中鼻道を広げるなど）も可能であり，手術・処置に効果を発揮する．そのため，内視鏡手術では硬性鏡の使用が主流となっている．欠点としては撓性鏡に比べて患者負担が大きいこと，観察範囲が狭く，死角ができやすいことである．斜視鏡を用いれば筐体軸を固定して観察方向を回す操作を行うことで死角を減らすことができる．観察角度が30°，45°，70°と強くなると挿入操作が難しくなるため，習熟が必要である．

患者への負担軽減〜細径化

耳鼻咽喉科の内視鏡診療では鼻腔ないし口腔，外耳道を経由して観察するものであり，細ければ細いほど患者への負担は軽減するが，細径化により画質は低下する．電子内視鏡では先端固定部分のサイズが太ければその分大きなカメラを搭載できるが，見返りとして操作性の低下と患者の不快感が生じる．通常，耳鼻咽喉科外来診療で使用される撓性ファイバースコープは先端外径ならび挿入部外径が3.4〜4.0 mm 程度のものが主流であり，電子内視鏡ではハイビジョン画質を有している（OLYMPUS ENF-VH2で先端外径3.9 mm，挿入部外径3.6 mm．PENTAX MEDICAL VNL11-J10で先端外径3.5 mm，挿入部外径3.6 mm）．これら内視鏡は日常診療のみならず学会や論文でのプレゼンテーションに耐えるだけの十分な画質クオリティーを有している．一方，幼少児の気道観察や中鼻道や副鼻腔内，鼓膜穿孔を経由しての観察にはより細いタイプの撓性鏡が用いられている（OLYMPUS ENF V4で先端外径2.6 mm，挿入部外径2.9 mm．PENTAX MEDICAL VNL8-J10で先端外径2.4 mm，挿入部外径2.9 mm）．細径の内視鏡は受ける側の患者の負担は少ないが，光量，画質が犠牲になり，現状でハイビジョン画質のものは開発されていない．CCDサイズ，表面のカバーの厚さ，駆動部分のワイヤーなどを考えるとこれらのサイズが限界に近いものと予想される．今後も鼻腔の違和感・不快感など患者の負担につながるため，より一層の進歩が望まれる．

高画質化と観察機能の向上

内視鏡の画質の向上は著しいものがあり，日々進歩が続いているが光学的な進歩よりも画像テクノロジーの進歩によるところが大きい．耳鼻咽喉科内視鏡の画質向上については大きく二つの流れがあり，一つは硬性内視鏡などに用いるビデオカメラの高機能化である．硬性内視鏡，撓性ファイバースコープの接眼部は共通の規格となっているが，接眼部は体外にあり，高画質のカメラと接続することで高画質の映像を得ることができる[4]〜[6]．洗浄，滅菌の必要がある手術用のカメラも IMAGE 1（KARL STORZ）に代表されるプログレッシブタイプのフルハイビジョン（1080p）対応カメラをきっかけとして，現在は手術用内視鏡のほとんどが高品位（high dinifition：HD）のものとなっている．HD の 16×9 というサイズから内視鏡の円形の画像では無駄な領域がでてしまうことが欠点だが，それを感じさせない画質向上をも

表 1. 耳鼻咽喉科内視鏡における 3 つの進歩

内視鏡そのものに加えて映像処理，周辺技術進歩が大きな柱となっている

> ① 内視鏡本体の進歩
> ・細径化，操作性の向上，先端の可撓性向上・耐用性向上，携帯化
> ・特殊光観察
> ② ビデオ技術の進歩：直接観察からモニター観察へ
> ・ハイビジョン，4K，8K，デジタルストレージ，電子カルテ連携
> ・画像デジタル処理，AI 診断，遠隔診療，遠隔手術
> ③ 周辺技術の進歩
> ・鉗子，電気凝固焼灼，レーザー
> ・長寿命化と静音化(LED 光源)，プロセッサーの小型化
> ・内視鏡自動洗浄，曇り止め，ヒーター

たらしている．さらに 4K のカメラも上市され，より精緻な観察が可能となっている．もう一つは，前述した撓性電子内視鏡の高画質化である．耳鼻咽喉科ファイバーも素子の開発，光学系の改良，イメージプロセッサーの改良でより高画質の画像が得られるようになってきている．これらの高画質化は今後さらに進んでいくものと予想される．一方，カメラ映像はビデオ規格に規定され，現時点での内視鏡のフレームレートは毎秒 30 であることから，外来観察で静止画像を撮る際に，動きにより画像がぶれることがある．特に喉頭，咽頭領域は耳鼻と比べて静止画像を撮りにくい．ビデオ規格から外れた製品開発はほぼ不可能であり，これについては観察者の技術(内視鏡をよいポジションで静止させる)がまだ画質を左右する要素となる．

画質と並んで機能向上の大きな要素となるものが特殊観察である．鼻腔から咽頭，喉頭は敏感な領域であり，悪性病変の鑑別のためのヨード・ルゴール塗布を用いることが困難である．侵襲を加えずに病変を評価する各種の方法が胃食道領域で開発され，耳鼻咽喉科にも応用されるようになった．代表的なものが本誌でも取り上げられている narrow band imaging(NBI)であり，他に FICE，i-Scan などの製品が出ている[7]．消化管領域では AI による画像診断システムも実用化されており，耳鼻咽喉科への応用が待たれる．その他の内視鏡の高機能化としては光学式ズーム，エコーの搭載，OCT(optical coherence tomography)などがある[8]．耳鼻咽喉科領域は対象物が動きやすいこ

とや大きさの制限があり，新しい技術は盛り込みにくいが，今後の発展が期待される．

操作性の向上

素材や駆動部分の改良により，耳鼻咽喉科ファイバースコープも以前のものと比べて先端部分の動きの自由度と，その操作性については格段の向上がみられている．電子内視鏡の場合，レンズ画角が 110°，up-down が 130° であり，ほぼ後方が観察できることとなる．経鼻内視鏡での観察は鼻腔，上咽頭，中咽頭から喉頭，下咽頭さらに食道・気管の一部も観察可能であり，一連の操作で様々な領域を観察可能である．鼻中隔の後端は死角になりやすいが，口腔からの逆行性挿入による観察テクニックにより，そのデメリットもカバーできる．優れた操作性と観察範囲が広い利点を活かし，吸引チャンネル付きの内視鏡を用いることで，喉頭や下咽頭病変の生検，異物除去が容易となった．体位の工夫や麻酔法の工夫により従来は喉頭微細手術，食道直達鏡を要する症例でも外来での病理診断や異物摘出も可能となった．生検チャンネルを用いたレーザー治療や電気凝固も可能である．現在は鉗子もより使いやすい単回使用・ディスポタイプのものに置き換わりつつある．

一方，耳鼻咽喉科ファイバースコープは胃食道，大腸と異なり尖端の動きは二次元的である．これは大きさからくるものであり，これにねじる操作を加えることで 360° の観察を行ってきた．ねじることなく 360° の観察を行うことは，特に電子内視鏡では有用性が高いと思われるが，耳鼻咽喉

科領域ではまだ実現化されていない.

曇り止め・汚れ，患者疼痛防止

　内視鏡を用いていてもっとも悩まされるのが尖端の曇り，ならびに汚れである．内視鏡は基本的に室温と同じ温度に置かれているが，外耳道，鼻腔，咽喉頭は体温に近い．さらに，気道内は湿度が高い，水分が飽和した状態となっている．そのため，前処置なしで内視鏡を鼻腔内に入れると気道内の水分が結露し，直ぐに曇ってしまう．したがって，内視鏡では何らかの前処置が必要となる．曇り止めは界面活性剤が主成分であり，製品によってアルコールが配合されている．曇りの原因となっている水滴は表面積が小さく蒸発しにくい．そこで，水滴を形成する要素である表面張力を界面活性剤を用いることで，付着した水分の表面張力がなくなり，水分の表面積が広がり，水分が蒸発し，曇りが取れる．もう一つは内視鏡先端を体温と同じように温めることである．電子内視鏡では先端がカメラとなっていること，通常の撓性鏡もビニールコートであり，耳鼻咽喉科ユニットのヒーターで温めるなどは禁止されている．一方，硬性鏡は熱に強く，先端はレンズのみであるため，暖気やお湯などを用いて曇り止め対策とする．外来ではユニットのヒーター，手術時は温生食が頻用されている．曇り止めと加温を同時に行うデバイスも販売されており，耳鼻咽喉科手術時に有用なものと期待される（図1）.

　汚れについては外耳道は毳毛や湿性耳垢など，鼻孔では鼻毛や鼻汁などの処置をしてから観察を行う．また，喉頭，下咽頭病変ではうがい，嚥下，吸引チャンネル付きの内視鏡ではそこからの吸引，ない場合はシリコンサクションカテーテルなどを用いた吸引が有効である．全身麻酔下での手術，特に鼻副鼻腔手術では洗浄装置が有用である．今後も尖端レンズや曇り止めの新機構の開発が望まれる．その他，曇り汚れ対策としては鼻粘膜の収縮による鼻腔の拡大，うがいや吸引による鼻汁唾液の除去，ボスミン，キシロカインスプ

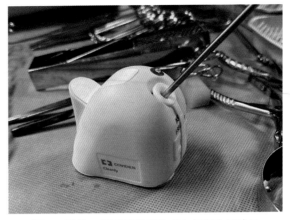

図 1. 洗浄，界面活性剤塗布と加温を同時に施行できる手術用の曇り止め（クラリファイ®・Covidien 社）

レーによる粘膜収縮と局所麻酔，内視鏡の適切な挿入による患者負担の軽減とがある．硬性鏡，撓性鏡とも唾液や粘膜に触れることで先端が汚れ，観察能力が低下するとともに，検査時間が長引くことで鼻汁，唾液分泌から観察がより困難となり患者負担が大きくなる．また，咳反射が誘発されると以降の観察が困難になる．

静音化

　内視鏡は光源，電子内視鏡ではプロセッサーが必要となり，それの稼働音は避けられない．耳鼻咽喉科診療室では聴覚過敏を伴う難聴や発声障害の患者を扱うため，本体の静音化が望ましい．そのため，光源も従来のハロゲン，キセノンからLED への変更が始まっている．以前のLED は光量不足の問題があり，電子内視鏡の光源としては不足であったが，高寿命や静粛性などの利点がある．外来でのストロボ光源もLED 化されており，外来電子内視鏡光源はLED に置き換わっていく状況にある．

消毒・滅菌・感染防止，管理

　内視鏡は体腔内，粘膜面に直接機器が接することから，患者から内視鏡，内視鏡から患者，内視鏡を介しての患者から患者への感染伝播のリスクが常に存在する．内視鏡を介在した菌の伝播は大きな合併症をもたらすリスクがある[9)10)]．耳鼻咽喉科領域は感染症患者を扱うことも多く，手術は

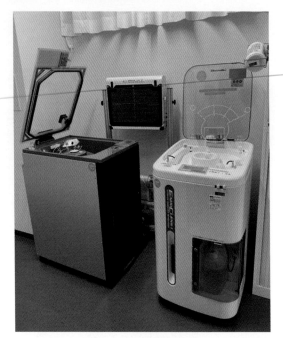

図 2. 内視鏡洗浄装置
全自動で 1 度に 2 本までの洗浄が可能である.
筆者の施設では 2 台の洗浄装置を用いており,
洗浄はナース・看護助手が担当している

もちろん生検などの観血的な操作も行われるため, 感染の伝播リスクが高まる. 耳鼻咽喉科手術では滅菌処理しやすい硬性鏡が使われることが多く, 手術室管理であることから感染制御が徹底されやすい. 問題となるのは外来での内視鏡, 特に撓性内視鏡の扱いである. 撓性内視鏡の素材はポリサルホン樹脂, 光学ガラス, エポキシ樹脂, ポリウレタンである. 硬性鏡のステンレス筐体と異なり, 消毒滅菌は洗浄, 滅菌ともハードルが高い. ディスポタイプの内視鏡も麻酔科や救急領域を中心に使用されており, 感染制御の面からは理想的だが, 操作性問題やコストの問題がネックとなる.

内視鏡を介する感染伝播の防止のため, 米国では 1988 年には感染防止のためのガイドラインが消化器内視鏡領域で作成された. 本邦では 2013 年 9 月に「耳鼻咽喉科診療機器の感染制御ワーキンググループ」が日本耳鼻咽喉科学会で立ち上げられ, 2016 年に感染制御に関する手引きが発表されている[11)12)].

翻って, 筆者が耳鼻咽喉科医になった今から 35 年程前(1980 年代後半), 耳鼻咽喉科内視鏡の洗浄は以前は簡単な水洗いの後, アルコール綿で拭く程度の操作が行われていた. その後, 内視鏡挿入部のみを洗浄, 消毒する機器が広まったが, 現在では操作部を含めて一括で滅菌するシステムが推奨されている. 消毒液には過酢酸, フタラール, グルタラールが用いられており, 人体への安全性の面から過酢酸, フタラールを用いる場合は全自動の洗浄装置を用いることが望ましく, その洗浄装置事態も定期的なメンテナンスを受けることが望ましい. フタラール, グルタラールとも換気に留意する必要がある(図 2). 一方, 全自動機器は初期導入費用だけでなく, ランニングコストもかかるため, どの機種を用いるかは診療形態に合った適切なものを十分に検討したうえで導入する必要がある.

装置や感染制御のみに目が向きがちであるが, 実際の臨床において医師が検査に加えて, 内視鏡の洗浄などを行うことは現実的ではない. 病院・クリニックではナース, さらには補助者が洗浄などの任務にあたっている. 前述のように内視鏡の使用後は感染のリスクもあるだけでなく, 消毒操作は人体に害をもたらす可能性がある薬剤を使用する. 内視鏡本体も精密機器であり, 光学レンズ, ファイバーガラスの損傷は機器の故障だけでなく, 検査者, 患者にもリスクを生じる. さらに, 撓性電子内視鏡は内視鏡内に複雑な電子回路を有しており, 洗浄前の密閉や消毒・滅菌後の保存・管理など徹底する必要がある(図 3). 内視鏡の故障は患者の負担となるだけではなく, 検査の中止, 医療機関の経営にも影響する. そのため, その取り扱いには十分な注意を要するとともに, 定期的な機器のメンテナンス, 機器の刷新などを要する. また, 耳鼻咽喉科内視鏡は原稿執筆時点で請求点数が比較的高い(喉頭・鼻副鼻腔 600 点, 中耳 240 点, ストロボスコピー加算 400 点, 嚥下内視鏡 720 点). 検査で得られる情報の価値の高さを考えると初期導入費用, ランニングコストを考えても, 耳鼻咽喉科領域では費用対効率が高く, いわば稼ぎ頭となり得る検査である. 不必要かつ過

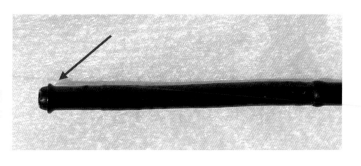

図 3.
不適切な内視鏡清拭で生じるカバーの皺
これにより挿入操作が妨げられ，疼痛の原因
となるだけでなく，先端カバーの劣化をもた
らす

剰な検査は避けなければならないが，事務管理が徹底せず請求漏れが常態化してしまうとその価値が下がってしまう．検査を行う医師を中心に内視鏡にかかわるすべてのスタッフ，ナース，看護助手，事務，病院・クリニック経営者，内視鏡メーカー，消毒機器メーカー，すべてが適切な連絡を取り合うことが望ましい．

耳鼻咽喉科内視鏡の Tips，コツ，有効な使用方法

耳鼻咽喉科領域では以前から診察時の体位・手法などの工夫が考案されてきたが，内視鏡の登場とともに改めて脚光を浴びるようになった．Valsalva 法や modified Killian とその応用などの工夫が耳鼻咽喉科のみならず，消化器外科・内科医からも注目されている（本誌，他稿参照）．筆者らは頸部捻転をルーチンに行っているが，これ単独ないし Valsalva 法との組み合わせにより非常に広い範囲の観察が可能となる[13]．喉頭を観察しながら咳をさせることで肺炎，気管支炎など下気道病変の評価が可能である（感染伝播に十分な注意を要する）．鼓膜観察においても嚥下や Valsalva 法は耳管開放症などの評価に有用である．

さらに，撓性内視鏡は様々な活用が可能である．経鼻胃管挿入時に内視鏡を用いると喉頭内腔への侵入を防ぐことが可能であり，経鼻胃管でもっとも高い事故である気管内迷入と誤嚥性肺炎を低侵襲で防ぐことが可能である．また，栄養障害のある患者や高齢者では，るい痩によりローゼンミューラー窩が深く陥凹し経鼻胃管が入っていかない症例があるが，撓性内視鏡を上手く操作すると容易に中咽頭側に誘導できる．耳鼻咽喉科領域では急性喉頭蓋炎，喉頭蓋嚢胞感染など早急な気道確保が必要となる事態に遭遇することがあ

る．全身麻酔での挿管困難例では気管支内視鏡が用いられていたが，臥位では呼吸困難，窒息のリスクがあり，患者の状況（肥満，頸部膿瘍）などによっては気管切開，輪状甲状膜切開ができないこともある．耳鼻咽喉科内視鏡を用いることで，耳鼻咽喉科のユニットで経鼻的に内腔 7 mm 気管チューブ内に内視鏡を挿入した状態で，声門下から気管に挿入することで気管挿管を安全に施行することが可能である[14]．これは経験のある耳鼻咽喉科医であれば，誰でも可能であり，耳鼻咽喉科内視鏡の有用な手技である．

まとめ

耳鼻咽喉科内視鏡について概説した．今後とも光学，機械，材料，デジタル，IT 技術の進歩により，さらに発展・進歩するものと期待されるが，まずは耳鼻咽喉科医が内視鏡機器の特性をよく理解し，適切な内視鏡の選択とともに患者に快適に検査を受けるよう努力する必要がある．また，内視鏡は医療機器であり，感染伝播の防止，事故防止のため患者スタッフにとって安全な検査・危機管理環境を整えることが望ましい．

文 献

1) 山下公一：耳鼻咽喉ファイバースコピー．メジカルビュー，1988.
2) 角田篤信：Current Atricle 内視鏡の臨床応用―観察・記録法の進歩と頭蓋底手術への応用．耳喉頭頸，**79**：291-299, 2007.
3) Yanagisawa E, Carlson RD：Telescopic video-otoscopy using a compact home video color camera. Laryngoscope, **97**：1350-1355, 1987.
Summary 硬性耳内視鏡と家庭用小型ビデオカメラを用いたビデオ内視鏡検査法の紹介．鼓膜所見などをスタッフの教育や患者へのカウンセリングに役立てる実例や，内視鏡画像の記録

やプリントについて紹介し，その有用性を報告している．当時としては画期的なシステムであり，耳鼻咽喉科の暗い印象を払拭するものであった．

4) Tsunoda A, Tsunoda R, Hatanaka A：Endoscopic adaptor for digital camera and digital image filing. Laryngoscope, **112**：1308-1309, 2002.

Summary 硬性鏡や通常のファイバースコープの接眼部分をデジカメと接続するアダプターの紹介．高画質のデジカメと接続することで光学絞りを入れることができ，披写界深度も向上する．現時点での 4K 電子内視鏡なども凌駕する高画質の所見が撮像可能である．

5) Tsunoda K, Tsunoda A, Ozawa H：High-Quality Video Recording and Monitoring System for Endoscopes., Laryngoscope, **115**：1520-1521, 2005.

6) Tsunoda A, Hatanaka A, Tsunoda R：A full digital high definition video system(1080i)for laryngoscopy and stroboscopy. J Laryngol Otol, **121**：78-81, 2007. doi：10.1288/00005537-198711000-00020.

7) Watanabe A, Tsujie H, Taniguchi M, et al：Laryngoxcopic detection of pharyngeal carcinoma in situ with narrowband imaging. Laryngoscope, **116**：650-654, 2006.

8) 伊藤彰浩：低コヒーレンス干渉-OCT．消化器内視鏡, **17**：789-794, 2005.

9) Silvis SE, Nebel O, Rogers G, et al：Endoscopic Complications. Results of the 1974 American Society for Gastrointestinal Endoscopy Survey. JAMA, **235**(9)：928-930, 1976. doi：10.1001/jama.1976.03260350032023.

Summary 1974 年にアメリカ胃消化管内視鏡学会で行われたアンケート調査．645 の施設に送られ，404 の回答を基にしたサーベイ．トータルの合併症発症率は検査施行 1,000 回につき 5.4 回，この中に感染事故の報告がされている．

10) O'Connor BH, Bennett JR, Alexander JG, et al：Salmonellosis infection transmitted by fibreoptic endoscopes. Lancet, **320**：864-866, 1982.

Summary イギリスからの報告．6 か月の間に，ある地方の大規模総合病院の消化器科に関連する 20 人からサルモネラ・ケドゥグが分離された．共通の感染源は特定されなかったが，疫学的証拠から，胃ファイバースコープが感染伝播をきたしたことが示唆された．

11) 宮本直哉，松塚　崇，齋藤康一郎ほか：耳鼻咽喉科領域における内視鏡感染制御管理状況の実態調査．耳鼻感染症・エアロゾル, **3**：46-50, 2015.

12) 一般社団法人日本耳鼻咽喉科学会：耳鼻咽喉科内視鏡の感染制御に関する手引き．https://www.jibika.or.jp/uploads/files/guidelines/kansen_seigyo.pdf

13) Tsunoda A, Ishihara A, Kisimoto S：Head torsion technique for detailed observation of larynx and hypopharynx. J Laryngol Otol, **121**：489-490, 2007.

14) Tsunoda A, Kobayashi Y, Matsumoto F, et al：Emergency videoendoscopic endonasal tracheal intubation for severe upper airway stenosis. Am J Otolaryngol, **42**：102779, 2021. doi：10.1016/j.amjoto.2020.102779.

Summary 耳鼻咽喉科の外来・ユニットで耳鼻咽喉科撓性内視鏡を用いての緊急気管挿管の紹介．喉頭部位の狭窄では臥位が取れず，膿瘍などでは気管切開はもちろん輪状甲状膜切開も困難である．そのような場合でもファイバー操作に習熟していれば，経鼻的気道確保が可能であることを紹介している．

＜その他＞

・内視鏡の規格は JIS(日本工業規格)で規定されている．
https://jis.eomec.com/jist15532005#preview&gsc.tab=0

・内視鏡洗浄・消毒の歴史については以下の HP が詳しい．
https://www.asp.co.jp/products/disinfection/otorhinolaryngology

・内視鏡メーカーホームページ
・OLYMPUS https://www.medicaltown.net/otolaryngology/seminar/
・PENTAX MEDICAL http://www.pentaxmedical.com/pentax/jp/109/1/ENT-Speech
・NISCO(FUJIFILM の内視鏡は NISCO が扱っている) https://www.nisco-net.co.jp/products/medical/otolaryngology.html#ep_6000
・KARL STORZ https://www.karlstorz.com/jp/ja/ear-nose-throat.htm?d=HM

MB ENT, 293：9-15, 2024

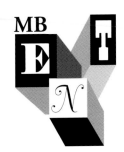

◆特集・みみ・はな・のど診療に内視鏡をどう活かすか？

耳の内視鏡と 外耳道・鼓膜・中耳の観察

伊藤 吏*

Abstract 広角な視野をもち，接近・拡大視が可能な内視鏡の普及により，狭くて彎曲した外耳道では顕微鏡で所見をとるのが困難であった耳内観察が容易となり，さらには静止画・動画の記録も簡便となった．内視鏡にはビデオスコープを代表とする軟性内視鏡と硬性内視鏡があるが，外来診察では主にビデオスコープが，処置や手術では硬性内視鏡が用いられ，内視鏡システムごとに太さ，視野方向，視野角，解像度などの仕様が異なっている．

実際の観察では，外耳道，鼓膜，鼓膜穿孔がある症例では中耳腔の観察を行うが，鼓膜については陥凹，穿孔，透見する中耳病変の有無について，鼓膜弛緩部と緊張部，さらに緊張部は4つの象限を意識して鼓室にある構造物を想像しながら観察を行い，所見を記載する．耳内観察における内視鏡の役割は大きいが，立体情報がなく，観察しながらの処置ができないという短所があり，耳疾患診療において耳鏡を用いた顕微鏡下の処置は必須であり，内視鏡と顕微鏡を使い分ける必要がある．

Key words ビデオスコープ（videoscope），硬性内視鏡（rigid endoscope），経外耳道的内視鏡下耳科手術（transcanal endoscopic ear surgery：TEES），鼓膜穿孔（tympanic membrane perforation），鼓膜陥凹（tympanic membrane retraction）

はじめに

耳疾患の診療を行ううえで，外耳道・鼓膜・中耳の観察は最初に行うもっとも重要なプロセスであり，局所所見からいくつかの耳疾患を推測し，必要な精密聴力検査や画像検査などを組み合わせて鑑別診断を行う．以前は耳鏡を用いた顕微鏡による観察が主であったが，顕微鏡の視野は直線的であるため耳鏡から見えるのは鼓膜の一部であり，耳内全体を観察するためには耳鏡の角度と顕微鏡の視軸を適切に変えながら鼓膜全体を観察する技術を要する．また，外耳道が狭く彎曲しているような症例では，顕微鏡下の絶対的な死角が存在する．これに対し，現在では広角な視野をもつ軟性内視鏡（ビデオスコープ）の開発と普及により，耳鼻咽喉科専攻医でも比較的簡便に鼓膜全体像の観察を行うことができるようになっている．本稿では，安全に，確実に局所所見をとるための内視鏡の選び方，使い方，所見からの鑑別診断，顕微鏡観察との使い分けについて概説する．

内視鏡検査システム

内視鏡には軟性内視鏡と硬性内視鏡があり，耳鼻咽喉科領域において軟性内視鏡は主として観察用に，硬性内視鏡は処置や手術に用いられる．軟性内視鏡に関して以前は光学ガラス繊維（光ファイバー）を束ねて先端にレンズをつけたファイバースコープが利用されていたが，画像の解像度や記録保存に限界があり，現在は先端に高精細なCCDを取り付けたビデオスコープが主流となり，高画質な画像を簡便に記録できるようになっている．

* Ito Tsukasa, 〒 990-9585 山形県山形市飯田西 2-2-2 山形大学医学部耳鼻咽喉・頭頸部外科学講座，准教授

当科の外来では軟性内視鏡として，VISERA ELITE ビデオシステムセンター(OTV-S190, OLYMPUS)に 26 インチ Full HD LCD モニター(OEV262H, OLYMPUS)を組み合わせたユニットに，ビデオスコープ ENF-VH(OLYMPUS)もしくは ENF-V3(OLYMPUS)を接続して使用している[1]．ENF-VH は，先端外径 3.9 mm，視野角 110° で広角な高解像度(HD)画像が得られるのに対して，ENF-V3 は先端外径が 2.6 mm と細く，乳幼児を含めた狭い外耳道の観察で有用であるが，視野角 90°，標準解像度(SD)画像であり，詳細な観察を行うためには ENF-VH が適している．当院では画像ファイリングシステム Claio(FINDEX)を導入し，聴力検査結果やエコー画像ともに内視鏡の静止画や動画を保存・管理して，電子カルテと連携している．内視鏡画像を記録することは，治療前後の経時的な所見の変化を確認できるだけでなく，患者へのわかりやすい説明や，メディカルチーム内での情報共有に有用である．

外来診療において耳内観察用の硬性鏡は主として直径 2.7 mm，有効長 18 cm で視野方向 0°(7229AA, KARL STORZ)および 30°(7229BA, KARL STORZ)硬性鏡を HD カメラヘッド(OTV-S7PROH-HD-10E, OLYMPUS)に接続し使用している．手術室における経外耳道的内視鏡下耳科手術(transcanal endoscopic ear surgery：TEES)では，0°，30° の硬性鏡に加え，45°(7229FA, KARL STORZ)や 70°(7229CA, KARL STORZ)と 2K もしくは 4K のビデオシステム(KARL STORZ)を組み合わせて[2]，術中に中鼓室から上鼓室や乳突洞までの観察を行っている．

軟性内視鏡(ビデオスコープ)観察の実際

内視鏡による診察は，患者は診察椅子に座位の状態で行う．不意な動きで内視鏡先端が外耳道や鼓膜にぶつからないように，頭部はヘッドレストでしっかりと固定する．椅子と頭部をやや回旋して耳を検者に向けると，内視鏡の出し入れもしや

すく，患者の肩も干渉しにくい．乳幼児の診察時は，親に両手足を固定するように抱きかかえてもらい，頭部は介助者がしっかり固定して観察を行う．

内視鏡を挿入する前に，ヘッドライトもしくは顕微鏡と耳鏡を使って耳垢の有無を確認し，必要に応じて清掃する．内視鏡を挿入したら，外耳道，鼓膜，鼓膜穿孔がある場合には鼓室内の順番で解剖を確認しながら観察を行う．最初から鼓膜を見ようとすると外耳道病変を見過ごす可能性があるので，外耳道から順番に見るという習慣が重要である．外耳道に痂皮がある場合には，顕微鏡下に除去した後に内視鏡でも観察する．特に，高齢者やビスホスホネート製剤使用者では外耳道真珠腫による骨露出が確認できる場合があり，内視鏡による接近・拡大視が有効である．次に鼓膜の観察に移るが，顕微鏡による観察と異なりビデオスコープでは外耳道が彎曲している症例でも一つの視野で鼓膜の全体像を確認することができる(図 1-a, b, c)．また，NBI(narrow band image)を用いることで鼓膜への血管支配も明瞭に見ることができる(図 2)．鼓膜は弛緩部と緊張部に区分され，さらに緊張部は前上象限，前下象限，後上象限，後下象限に区分されるので，各象限を意識して鼓膜の内側にある構造物を想像しながら観察を行い(図 1-d)，所見を記載する．鼓膜の陥凹や穿孔の有無，鼓膜の発赤・膨隆・混濁・光錐の有無，中耳貯留液の有無を観察する．さらに，ツチ骨柄の位置と傾き，キヌタ-アブミ関節への鼓膜の癒着の有無，debris の有無，耳漏の性状などについて評価する．個々の疾患についての詳細な特徴は成書など[3][4]を参照いただき，本稿では鼓膜の状態ごとに観察のコツについて説明する．

1．鼓膜穿孔の観察

鼓膜穿孔がある場合には，穿孔の大きさや穿孔縁の性状を評価する．当科では，穿孔が 1 象限で留まる場合は小穿孔，2 象限にわたる場合は中穿孔，3 象限以上は大穿孔として区分している[5]．ビデオスコープを鼓膜穿孔に接近させることで，残存鼓膜の内側にあるキヌタ-アブミ関節や鼓索神

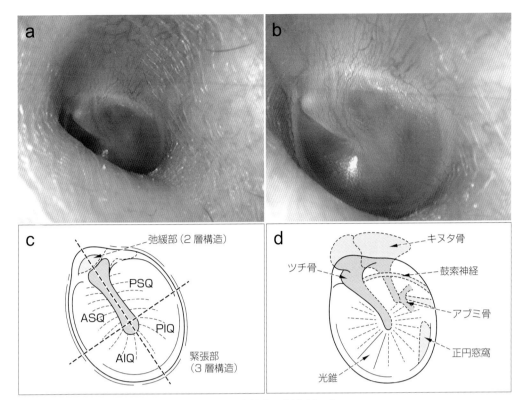

図 1. 正常鼓膜の観察（左耳）

a：手前からの観察では外耳道前壁の突出により鼓膜前方が確認できない

b：内視鏡を深部に挿入し，接近・拡大視により鼓膜前方が確認できる

c：鼓膜弛緩部と緊張部，緊張部の4象限の区分．ASQ：前上象限，AIQ：前下象限，

　PSQ：後上象限，PIQ：後下象限

d：鼓膜裏面にある中耳腔の解剖

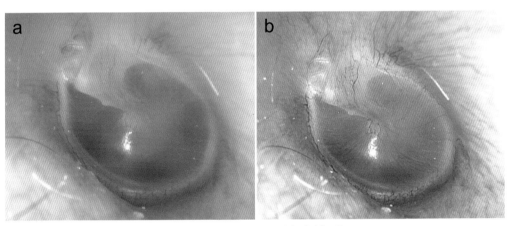

図 2. NBI を用いた鼓膜観察（左耳）

a：通常光の観察

b：NBI を用いることで，外耳道や鼓膜の血管走行を明瞭に観察できる

経まで確認できることもあり（図3），広角な視野と接近・拡大視はビデオスコープの大きな利点である．また，穿孔縁が不整な場合には二次性真珠腫を合併している可能性があり，接近・拡大視による鼓室内の観察は必須であるが，手術治療を行う際には tympanomeatal flap を挙上して鼓室内，特にツチ骨柄内側面を含む耳小骨連鎖周囲を詳細に確認する必要がある．

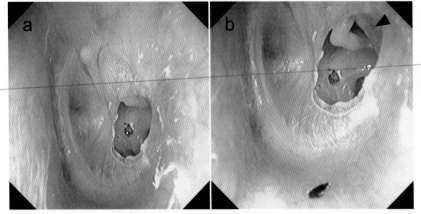

図 3.
鼓膜穿孔の観察(左耳)
 a：通常の観察では鼓膜穿孔から
  アブミ骨の一部が確認できる
 b：接近・拡大視では，キヌタ-ア
  ブミ関節に加え，鼓索神経の走
  行(矢尻)まで確認できる

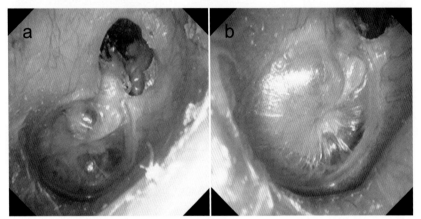

図 4.
鼓膜陥凹に対するバルサルバ法(右
耳)
 a：右弛緩部型真珠腫．上鼓室側
  壁の骨破壊を伴う陥凹，痂皮と
  鼓膜緊張部の陥凹，菲薄化を認
  める
 b：本症例では，バルサルバ法で
  鼓膜の膨隆を認め，呼吸性動揺
  はなかった

2．鼓膜陥凹病変の観察

　弛緩部陥凹や緊張部陥凹がある場合には，その原因として耳管狭窄症や鼻すすり型耳管開放症を鑑別するために，バルサルバ法による鼓膜の膨隆(図4)，呼吸性動揺，鼻すすりによる陥凹がないかを評価し[6]，可能であれば動画で記録を残す．特に，鼻すすり型耳管開放症の症例では，動画を提示しながら疾患のメカニズムについて患者に説明することで，鼻すすり癖による陥凹の悪化や中耳真珠腫術後の再形成性再発リスクを低下させることができる．弛緩部陥凹の分類としてTosの分類[7]，緊張部陥凹の分類としてSadéの分類[8]が有名であるが，これらはいずれも顕微鏡所見に基づいて作られた分類であり，接近・拡大視が可能で陥凹の深部まで観察できるビデオスコープによる観察(図5)では，顕微鏡観察による評価と異なる可能性があることを考慮する必要がある．ビデオスコープで陥凹の深部が観察できない場合には，既に奥にdebrisが蓄積した真珠腫に進行してい

る可能性もあり，真珠腫を見逃さないためにはCTによる骨破壊の有無やMRI拡散強調画像による軟部陰影の質的評価を追加する必要がある[9][10]．

3．鼓膜から透見される病変

　鼓膜から透見される病変として代表的なものは，滲出性中耳炎の貯留液，暗青色のコレステリン液，先天性真珠腫，高位頸静脈球などがある．鼓膜緊張部の陥凹が高度な症例では鼓室岬角が球状白色に透見されるため(図6)，先天性真珠腫を疑われて当科に紹介となってくることも少なくない．また，グロムス腫瘍，顔面神経鞘腫，鼓索神経鞘腫[11]，中耳腺腫などの腫瘍性病変も鼓膜から透見される病変の鑑別として念頭に置く必要がある．

4．鼓膜正常な伝音難聴

　鼓膜に明らかな異常がないにもかかわらず，純音聴力検査で気骨導差を認める場合には，耳硬化症，中耳奇形[12]，耳小骨連鎖離断[13]，上規管裂隙症候群や前庭水管拡大症に代表されるthird win-

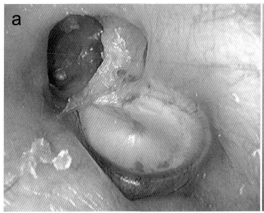
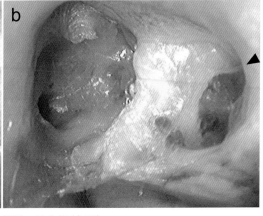

図 5. 弛緩部陥凹の接近・拡大視（左耳）
a：左弛緩部の骨破壊と大きな陥凹と認めるが，陥凹の後方端は確認できない
b：内視鏡を近接させると，陥凹の後方はキヌタ骨短脚までで留まっていることが
　確認できる（矢尻）

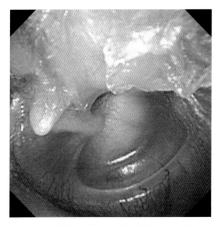

図 6. 鼓膜の陥凹と鼓室岬角の透見
（左耳）
3歳女児の左滲出性中耳炎．鼓膜緊
張部の陥凹が強く，鼓室岬角が透見
される．本症例は「先天性真珠腫」を
疑われ，近医より当科紹介となった

dow lesion，耳管開放症などを鑑別する．症状の経過や随伴症状の有無などを詳細に問診したうえで，インピーダンスオージオメトリーやCTなどの精査を追加し鑑別診断を行う．

TEES における硬性内視鏡を用いた中耳の観察

　硬性内視鏡を用いた耳内の観察は，主に処置や手術の際に行われる．近年の内視鏡ビデオシステムの技術革新や専用の手術器具開発により，すべての手術操作を内視鏡を用いて外耳道から行う経外耳道的内視鏡下耳科手術（TEES）が国内外で普及し[14)~16)]，令和4年（2022年）度診療報酬改定では新たに「経外耳道的内視鏡下鼓室形成術（K319-2)」が保険収載された．TEESは耳後切開が不要で術後疼痛も軽度であるため[17)]，早期から日常生活への復帰が可能な低侵襲手術である．また，TEESでは広角な視野をもつ内視鏡を対象に接近させ，さらに斜視鏡を組み合わせて観察することで，死角の少ない明瞭で拡大した術野を得ることができるというメリットもある．当科では，KARL STORZ 社の直径2.7 mm，有効長18 cm，0°，30°，45°，70°の硬性鏡に2Kもしくは4Kビデオシステムを組み合わせてTEESを施行している．耳鼻咽喉科で使用される内視鏡には直径3 mmや4 mmのものあり，海外では3 mm[18)]や4 mm[14)]内視鏡もよく使用されているが，日本人を含む東アジア人では直径2.7 mmの内視鏡を用いることで外耳道径の小さい小児例でも手術が可能である[19)]．TEESでは斜視鏡を中耳腔に挿入することで，後鼓室や耳管上陥凹など骨削開を行っても顕微鏡下に死角となりやすい部位を明視下に操作できるが，KARL STORZ 社の2.7 mmおよび3 mm内視鏡の視野角は約70°であり，30°内視鏡では内視鏡の先端方向を確認しながら深部へ挿入できるのに対し，45°内視鏡では内視鏡の挿入方向が死角となるため，不用意に45°内視鏡を中耳腔へ挿入すると内視鏡の先端でアブミ骨や露出した顔面神経を障害する危険性があり[2)]，取扱いに

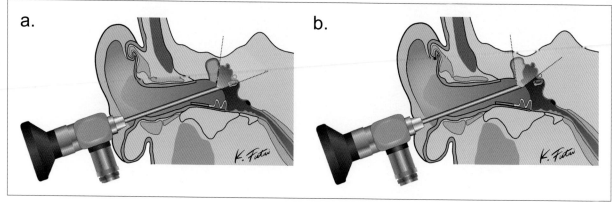

図 7. 視野方向 30° 内視鏡と 45° 内視鏡の視野の違い

30° 内視鏡（a）では内視鏡の先端方向を確認しながら挿入することができるが，45° 内視鏡（b）では内視鏡の
挿入方向は死角となり，深部への挿入はアブミ骨や露出した顔面神経を損傷させる危険性がある

は十分な注意が必要である（図7）．以上のように
硬性鏡観察下の操作は，外耳道の形態や硬性鏡の
特性を理解して行うことで，安全・確実な手術が
可能となる．

内視鏡と顕微鏡の使い分け

　高精細なビデオスコープの普及により，誰でも
比較的簡便に外耳道から鼓膜，そして鼓膜穿孔の
内側にある中耳腔まで観察が可能となった．しか
しながら，顕微鏡に比較して内視鏡は立体情報が
なく，観察しながらの処置ができないという短所
がある．耳疾患の正確な診断を行うためには，適
切なサイズの耳鏡を用いた顕微鏡下の耳垢除去，
痂皮の清掃，真珠腫 debris の除去，耳漏細菌培養
の検体採取など様々な処置が必要であり，耳鏡の
角度と顕微鏡の視軸・光軸を変えながら外耳道か
ら鼓膜にかけての全体像を観察する手技の習得は
耳鼻咽喉科医として必須である．

おわりに

　高精細なビデオスコープシステムの普及によ
り，簡便に低侵襲で外耳道から鼓膜，鼓膜穿孔を
介した中耳の観察，さらには静止画，動画の記録
が可能となっている．将来的には，鼓膜写真に基
づいた AI による自動診断も期待されるが，当面
は耳鼻咽喉科医自身による診断と治療選択が求め
られる．内視鏡を使用すれば観察は簡単である
が，実際には詳細な解剖を理解し，鼓膜裏面にあ

る構造物を想像しながら所見をとり，鑑別診断を
思い浮かべながら次に必要な検査を組む必要があ
る．内視鏡観察は耳疾患の診療において最初の重
要なプロセスであり，さらには観察画像を患者や
スタッフと共有することで，より効果的な治療へ
と結びつけることができる．

文　献

1) 窪田俊憲，伊藤　吏：外来での内視鏡下耳処置.
MB ENT, **257**：1-5, 2021.
2) 伊藤　吏：経外耳道的内視鏡下耳科手術
（TEES）の基本手技と適応．日耳鼻会報，**122**：
1540-1547, 2019.
　Summary　TEES は死角の少ない明瞭な視野
で確実な手術操作が可能であり，耳後切開不要
で低侵襲な術式である．内視鏡下の中耳解剖を
十分に理解し，TEES 手技を習得することで，
低侵襲で安全・確実な医療を提供することがで
きる．
3) Sanna M, Russo A, Caruso A, et al：Color Atlas
of Endo-otoscopy：Examination-diagnosis-
treatment. Thieme, 2017.
4) 松井祐興，伊藤　吏：耳領域　外耳道・鼓膜
正常解剖/外耳道真珠腫/外耳道骨腫/中耳炎（慢
性穿孔性・癒着性・真珠腫性）/コレステリン肉
芽腫/グロムス腫瘍．耳喉頭頸，**95**：198-203,
2023.
5) Furukawa T, Ito T, Kubota T, et al：The Fea-
sibility and Treatment Results of Transcanal
Endoscopic Myringoplasty. Otol Neurotol, **43**：
650-656, 2022.

Summary 鼓膜穿孔の手術症例209耳のうち，顕微鏡では14％の症例で鼓膜穿孔前方を確認できないが，TEESでは全例で術中に穿孔縁全体を確認し，鼓膜形成術もしくは鼓室形成術Ⅰ型を施行可能であった．

6) 小林俊光，菊地俊晶：耳管開放症と鑑別すべき疾患．MB ENT, **145**：21-27, 2012.

7) Tos M, Poulsen G：Attic Retractions Following Secretory Otitis. Acta Otolaryngol, **89**：479-486, 1980.

8) Sadé J, Berco E：Atelectasis and secretory otitis media. Ann Otol Rhinol Laryngol, **85**：66-72, 1976.

9) Watanabe T, Ito T, Furukawa T, et al：The efficacy of color mapped fusion images in the diagnosis and treatment of cholesteatoma using transcanal endoscopic ear surgery. Otol Neurotol, **36**：763-768, 2015.

10) 伊藤 吏：中耳真珠腫．MB ENT, **208**：1-7, 2017.

11) Furukawa T, Fabbris C, Ito T, et al：Facial nerve and chorda tympani schwannomas：Case series, and advantages of using non-rigid registration of post-enhanced 3D-T1 Turbo Field Echo and CT images（TURFECT）in their diagnosis and surgical treatment. Auris Nasus Larynx, **47**：383-390, 2020.

12) Ito T, Furukawa T, Ohshima S, et al：Multicenter Study of Congenital Middle Ear Anomalies. Report on 246 Ears. Laryngoscope, **131**：E2323-E2328, 2021.

13) 伊藤 吏：診断から治療へ　耳科領域　耳小骨奇形・外傷．JOHNS, **37**：1053-1057, 2021.

14) Tarabichi M：Endoscopic management of limited attic cholesteatoma. Laryngoscope, **114**：1157-1162, 2004.

15) Marchioni D, Mattioli F, Alicandri-Ciufelli M, et al：Transcanal endoscopic approach to the sinus tympani：a clinical report. Otol Neurotol, **30**：758-765, 2009.

16) Kakehata S, Watanabe T, Ito T, et al：Extension of indications for transcanal endoscopic ear surgery using an ultrasonic bone curette for cholesteatomas. Otol Neurotol, **35**：101-107, 2014.

17) Kakehata S, Furukawa T, Ito T, et al：Comparison of Postoperative Pain in Patients Following Transcanal Endoscopic Versus Microscopic Ear Surgery. Otol Neurotol, **39**：847-853, 2018.

18) Cohen MS, Landegger LD, Kozin ED, et al：Pediatric endoscopic ear surgery in clinical practice：Lessons learned and early outcomes. Laryngoscope, **126**：732-738, 2016.

19) Ito T, Kubota T, Furukawa T, et al：Measurement of the Pediatric and Adult Osseous External Auditory Canal：Implications for Transcanal Endoscopic Ear Surgery. Otol Neurotol, **41**：e712-e719, 2020.

Summary TEESで真珠腫手術を行った症例のCT矢状断画像に基づいて画像解析ソフトを用いた研究では，骨部外耳道の短径は最小で3mmを越え，長径は最小で6mm程度であり，2.7mm内視鏡がTEESに適していた．ただし，小児例の長径は成人例より有意に小さく，配慮が必要である．

好評

よくわかる
耳管開放症
―診断から耳管ピン手術まで―

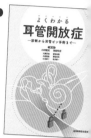

著者

小林俊光　池田怜吉 ほか

2022年5月発行　B5判　284頁　定価8,250円（本体7,500円＋税）

耳管開放症とは何か…病態や症状、検査、診断に留まらず、耳管の構造、動物差まで、現在までに行われている本症の研究の全てと世界初の耳管開放症治療機器「耳管ピン」の手術やその他治療法についても紹介し、耳管開放症を網羅した本書。研究の歴史や機器開発の過程なども余すところなく掲載し、物語としても楽しめる内容です。目の前の患者が耳管開放症なのか、そして治療が必要な症状なのか、診療所での鑑別のためにぜひお役立てください。

全日本病院出版会　〒113-0033 東京都文京区本郷 3-16-4　Tel:03-5689-5989
www.zenniti.com　　　　　　　　　　　　　　　　Fax:03-5689-8030

MB ENT, 293：17-25, 2024

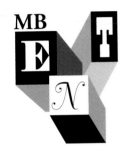

◆特集・みみ・はな・のど診療に内視鏡をどう活かすか？

外・中耳手術（経外耳道手術，鼓膜・鼓室形成術）

高橋昌寛[*1]　山本　裕[*2]

Abstract　内視鏡手術の最大のメリットは広角な視野が得られることである．部位に関して，中鼓室は内視鏡が有用であることに異論はない．上鼓室，後鼓室，前鼓室においても内視鏡を使用したほうが最小限の骨削開でアプローチ可能であるため有用である．しかし，retrograde mastoidectomy となる経外耳道アプローチに固執すると，耳後部切開による乳突削開を用いた際に比べて外耳道の骨削開範囲が広くなってしまうことを念頭に置くべきである．

外耳道についても基本的に内視鏡手術の適応であるが，内視鏡手術ではなくても十分な視野が得られることが多く，再建資材採取の際に耳後部切開が必要となることも少なくない．

多くの外・中耳手術が内視鏡手術の適応となるが，大事なことは，内視鏡を使用する意義を考え，内視鏡「単独」手術にこだわりすぎないことである．

よりよい内視鏡手術を目指すうえで観察目的と操作目的で必要な術野が異なることを意識することが重要である．広角な視野が得られるが故に，見える＝操作できると勘違いしてしまうことがあるが，そうとは限らない．勘違いしたまま手術を進めると目的が果たせないうえに不必要な操作が繰り返されることで視野の悪化を招くこともある．内視鏡手術においても顕微鏡手術同様に余裕ある視野展開することが望ましい．

Key words　TEES(transcanal endoscopic ear surgery)，EES classification，外耳道形成術(meatplasty)，鼓室形成術(tympanoplasty)，アブミ骨手術(stapes surgery)，斜視鏡(angled endoscope)

はじめに

内視鏡の解像度が向上したこと，内視鏡手術の安全性を含めたメリットが認識されたこと，術後成績が蓄積されつつあることを背景に内視鏡手術を行う施設が増えている．直近10年で内視鏡下耳科手術に関する論文報告は4倍程度に増加した．2022年4月の診療報酬改定でTEESは経外耳道的内視鏡下鼓室形成術(K319-2)が追加されたことで本邦における内視鏡手術の存在はさらに大きくなっている．内視鏡手術に慣れてくると徐々に内視鏡手術の割合が増え，ほとんどの外・中耳手術が内視鏡単独で行うことができるようになる．しかし，その中に内視鏡単独で行うことの意義が乏しい場合や，むしろ侵襲が大きくなってしまう可能性もあることを考慮しなければならない．ここでの侵襲とは過度な外耳道の骨削開や外耳道皮膚の損傷である．結果的に手術時間の延長にもつながる．本稿では内視鏡手術のメリットとともに，侵襲性を広い意味で考慮したツール選択および内視鏡手術の工夫について言及する．

外・中耳手術の分類

外耳道や鼓室へアプローチする場合は内視鏡が優れている．一方，乳突洞より末梢にある病変へ皮質骨を削開することでアプローチする場合は顕微鏡（外視鏡を含む）が優れている．そのため，耳科手術はそれらの組み合わせにより以下の4つに

[*1] Takahashi Masahiro，〒 105-8471　東京都港区西新橋 3-25-8　東京慈恵会医科大学耳鼻咽喉科学教室，講師
[*2] Yamamoto Yutaka，同，教授

分類される.

　1）内視鏡のみによって行われる経外耳道的内視鏡下耳科手術（transcanal endoscopic ear surgery：TEES）

　2）顕微鏡または外視鏡のみによって行われる顕微鏡下耳科手術（microscopic ear surgery：MES），外視鏡下耳科手術（exoscopic ear surgery：ExES）

　3）内視鏡に顕微鏡または外視鏡を併用するmicroscopy-assisted TEES, exoscopy-assisted TEES

　4）顕微鏡または外視鏡に内視鏡を併用するendoscopy-assisted MES, endoscopy-assisted ExES

　TEESと耳後部切開による乳突削開を併用して外耳道後壁保存型鼓室形成術を行う方法をdual appraoach[1]と呼び3)に含まれる.

　また，内視鏡を用いる割合により以下の5つに分類（EES classification[2]）される.

　Class 0：内視鏡使用なし

　Class 1：内視鏡を観察目的のみ使用

　Class 2a：内視鏡を用いた操作が50%未満

　Class 2b：内視鏡を用いた操作が50%を超える

　Class 3：内視鏡単独手術

内視鏡手術の特徴

　内視鏡手術はheads up surgery（疲労軽減），術者と同じ画像を共有できる（教育に適す），皮膚切開が最小限であり疼痛が少ない[3]など多くのメリットがあるが，なかでも視野角が広く，接近・拡大視が可能なため死角の少ない良好な視野を展開できることが最大のメリットである．その結果，骨削開が必要最小限となり，正常構造を最大限に温存できる．しかし，デメリットや注意しなければならないこともある．デメリットは狭い外耳道を経由して行うkeyhole surgeryを基本的に片手操作で行わなければならないことである．そのため，顕微鏡などを用いた両手操作手術とは異なる手術手技や手術機器が必要となる．特に，出血に対する対応，骨削開には工夫を要する．注意するべきことは，経外耳道アプローチにこだわりすぎて外耳道後壁を削開しすぎることと，逆に骨削開を控えることで不完全な手術となることである．前者については次の項で説明する．後者について，内視鏡手術では広角な視野を得られ，よく見えてしまうからこそ「見える」＝「操作できる」と勘違いしてしまうことがある．鉗子操作の工夫や彎曲した機器の使用などにより「＝」に近づくことはできるが，やはり「≒」である．勘違いしたまま手術を進めると目的が果たせないうえに不必要な操作が繰り返されることで視野の悪化を招くこともある．EES classification 2以上の手術を行う場合は余裕ある術野展開が必要となる．よりよい内視鏡手術を目指すために，観察目的と操作目的で必要な術野が異なることを意識することが重要である.

部位から考える内視鏡手術の適応

　外耳・中耳のいずれの部位においても，内視鏡手術の適応はある．しかし，外耳・中耳の中でも内視鏡手術のメリットを活かしやすい部位，活かされにくい部位がある．中鼓室に関して内視鏡が有用であることに異論はない．上鼓室，後鼓室，前鼓室においても内視鏡を使用することで良好な視野を得られる[4)5)]．さらに，上鼓室の深部にある乳突洞までも視野が得られ適応は広がっている[6)]．しかし，良好な視野を得るためには基本的に外耳道骨削開が必要である．外耳道の骨削開を行えば広範な視野が得られる反面，経外耳道アプローチにこだわりすぎると内視鏡手術でも骨削開範囲が広くなってしまうことがあり注意が必要である．TEESでは基本的にretrograde mastoidectomyのみのアプローチとなるため，外耳道保存型手術の適応が自ずと除外されるが，外耳道の正常構造温存という観点では，耳後部切開による乳突削開を行ったほうが低侵襲といえる．再形成性再発予防が重要である後天性真珠腫症例では特に気をつけるべきである.

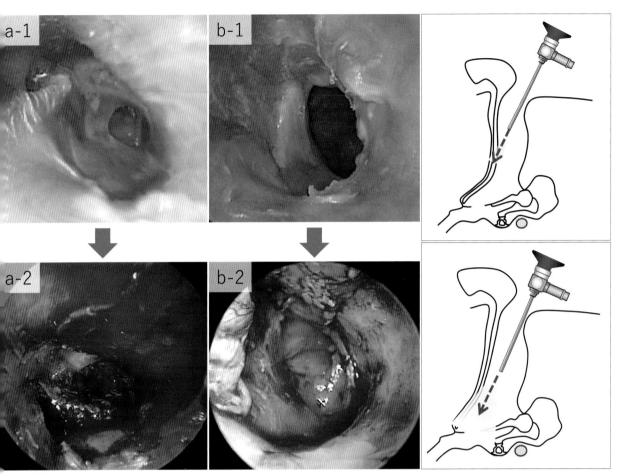

図 1. 前・下壁の隆起に対する対応(右鼓膜穿孔症例)

a：内視鏡を用いることで穿孔縁を全周確認できる(a-1)が，鉗子が前壁にあたり徐々に視野が悪化(a-2)し，不完全な手術の要因となる.「見える≠操作できる」である

b：前・下壁の隆起により穿孔縁が確認できない(b-1).斜視鏡を用いることで穿孔前縁まで確認することができるが，十分な操作は困難であるため骨削開を行い穿孔全周に対して容易に操作できる術野を作成する(b-2)

外耳道手術についても基本的に内視鏡を用いて行うが，内視鏡手術ではなくても十分な視野が得られることが多く，再建資材採取の際に耳後部切開が必要となることも少なくないため，必ずしも患者にとってメリットがあるとは限らない.

疾患から考える内視鏡手術の適応

1．鼓膜穿孔

穿孔性中耳炎は内視鏡手術を最初に行う際に対象となりやすい．12〜73%の患者の穿孔縁前縁が顕微鏡下に確認できず内視鏡下には全例穿孔縁を確認できる[7]〜[9]ということからも術式問わず内視鏡手術のよい適応といえる.しかし，注意しなければならないことは穿孔縁を確認できるからと

いって十分な手術ができるとは限らないことである.穿孔の75%は前象限にかかっていると報告されており，すべての外耳道は前壁から下壁が凸側となるため大なり小なり張り出している.そのため，他の疾患では気にならないような over hang でも前象限の操作が難しいことがある.穿孔縁が確認できたとしても，少しでも鉗子が外耳道に接触する場合には骨削開を行い拡げることが重要である(図1).

過去の内視鏡下鼓膜形成術または鼓室形成術Ⅰ型のレビュー[10]では穿孔閉鎖率は69〜100%(mean, 88%)，術後気骨導差は4.0〜18.1 dB(mean, 10.8 dB)であり，77〜100%(mean, 90.8%)が気骨導差20 dB以内となると報告して

いる．多くはunderlay法での報告であるが，内視鏡下inlay法の良好な成績も報告されている[11]．また，endoscopic inlay butterfly cartilage tympanoplasty（EIBCT）による良好な成績[12]~[14]も増えている．古典的な方法である接着法も内視鏡下に行うことで良好な成績が得られると報告されている[15]．しかし，EIBCT および接着法の適応と，近年増加している bFGF を用いた鼓膜穿孔閉鎖術の適応は類似しているため，本邦においてEIBCT・接着法の件数が増えることはないと思われる．

2．中耳奇形

中鼓室が対象となり，非炎症性疾患であり出血コントロールが比較的容易であるためTEESのよい適応である[16]．しかし，外耳道狭窄やアブミ骨底板固着などの合併奇形も珍しくはないため，手術に難渋することもある．TEES 導入初期に適応としやすいが，複合奇形の可能性を念頭に置いたツール選択が必要である．

3．耳硬化症

内視鏡下アブミ骨手術はTarabichiが1999年に報告[17]し，Kojima ら[18]が2014年に顕微鏡との比較検討し内視鏡下手術の有用性を報告した．少ない骨削開でもアブミ骨底板を明視下におくことができ，術後聴力は気骨導差 10 dB 以内が78.7～87.9%と良好な成績が報告[18]~[22]されており内視鏡手術のよい適応である．いわゆるフローティングフットプレートとなったとしても十分対応可能である[23]．ただし，内耳障害に十分な注意が必要であるため，内視鏡下耳科手術に慣れた術者が行うべきである．そして，術後鼓索神経障害による症状が比較的高い頻度で生じる[24][25]ことが問題視されている．鼓索神経への負荷を少なくするために，鼓索神経の走行タイプ[26]に応じて鼓索神経の前方からアプローチするか後方からアプローチするか判断する[27]ことが望ましい．

4．後天性中耳真珠腫

内視鏡を使用する大きなメリットは，広角な視野による死角の減少と自在な接近による拡大視が可能となることであり，真珠腫における遺残性再発予防に寄与すると考える．欠畑[28]は内視鏡下手術により弛緩部型，緊張部型，先天性 closed type に関して遺残性再発が減ると報告している．

さらに，真珠腫症例における広角な視野がもたらすメリットには最小限の骨削開で病変の除去が可能となること，耳管上陥凹経由の前方換気ルートの確保・開放をしやすい[29]ことが挙げられる．すなわち，外耳道の後壁が保たれていることで，外耳道の確実な再建が容易になり，前方換気ルートの確保により鼓膜陥凹や再形成の予防が期待できる．これらのことから再形成性再発率が低下する可能性がある．

内視鏡手術の適応となる病変の範囲は骨削開デバイスを用いた powered TEES の普及により主に乳突部方向に拡大し，Donaldson's line まで進展した真珠腫は TEES の適応となり得る．元来，内視鏡手術は片手操作となることから広範囲な骨削開は難しいが，カーブバーや超音波手術器などの powered instruments を使用する powered TEES により可能となった．カーブバー使用時の工夫として，助手とともに4 hands で行い顕微鏡手術と同様に行う報告[30]や，under water で行うためにエンドスクラブを用いる報告[31]や，チップ先端部にイリゲーション機能を内蔵している MR8 Clear View™ を用いる方法がある．これらの工夫により骨削開が容易になったが，外耳道の削開範囲が広範になりやすくなることに注意が必要である．内視鏡を用いた TEES での真珠腫手術では基本的に retrograde mastoidectomy on demand のみのアプローチとなるからである．耳後部切開による乳突削開を行ったほうが外耳道後壁は温存されるため，経外耳道アプローチにこだわりすぎることは好ましくない．筆者らは，真珠腫の間口が大きく，すでに外耳道後壁が破壊されている症例であれば乳突腔進展がある症例でも経外耳道アプローチを選択するが，間口の小さい症例の場合は耳後部切開を併用した dual approach を第一選択としている（図2）．

TEES で外耳道を過度に削開しないための工夫

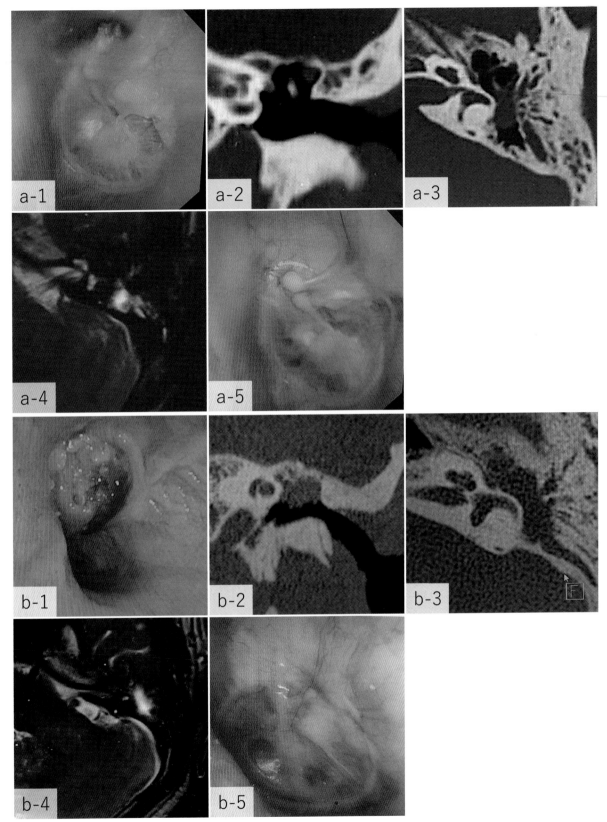

図 2. 乳突腔進展を伴う左弛緩部型真珠腫に対するアプローチ

a：真珠腫の間口が小さい(a-1，2)が，乳突洞の半分程度を占拠する乳突腔進展を伴う(a-3，4)．TEES で病変を摘出することはできるが外耳道後壁を保存するために dual approach を選択する．術後鼓膜所見は良好である(a-5)

b：真珠腫の間口が大きく(b-1，2)，乳突洞全体を占拠する乳突腔進展を伴う(b-3，4)．真珠腫によりすでに外耳道後壁が破壊されており広範な外耳道後壁削開を必要としないため，TEES を選択する．術後鼓膜所見は良好である(b-5)

＊a，b-4：MRI T2 強調像と nonEPI 法による DWI の fusion 画像

には斜視鏡の利用が挙げられる．斜視鏡を用いることで広角な視野という内視鏡のメリットをより高め，さらなる乳突部末梢の真珠腫にアプローチ可能となる[30]．斜視鏡には30°，45°，70°があり，使用頻度は30°斜視鏡が一番高いが，70°斜視鏡の使用により広範に骨削開を行わなくても乳突腔にアプローチできる．乳突腔進展を有する真珠腫は大きいほどTEESで摘出するための外耳道削開範囲は広くなる[32]が，3Dプリンターを用いた検討[33]では乳突洞の病変を摘出する際に70°斜視鏡を用いることで骨削開量は顕微鏡と比べて57%，30°と比べて73%となり，再建のためのグラフト面積はそれぞれ32%，62%であった．つまり，斜視鏡の使用により骨削開を最小限に抑えながら乳突部病変にアプローチすることが可能となる．また，錐体部病変への経乳突腔・経上半規管アプローチにおいても，斜視鏡を使用することで上半規管の削開を最小限に留めることができる[34]．

5．先天性真珠腫，中耳良性腫瘍

病変の摘出後に外耳道再建を原則必要とせず，摘出を第一に考える疾患として，先天性真珠腫と中耳腫瘍を同群とした．後天性真珠腫のように再建を考慮したアプローチ選択を必要とせず，必要十分な骨削開を行い，病変を摘出する．斜視鏡を用いることで，ほとんどすべての鼓室と乳突洞全体に及ぶ病変は内視鏡単独手術の適応となる．

若年で手術を行うことが多い先天性真珠腫に対して過度な骨削開を行うことは注意が必要である．摘出を第一に考えるが，長期的には二次的な真珠腫発症のリスクがあるためである．また，open typeにおいては術中所見で画像所見から予想していた進展範囲以上に広範となることがあるため，乳突部に軟部陰影を認める場合は耳後部切開による乳突削開を行う．

グロムス腫瘍をはじめとした中耳腫瘍は出血が多くなることがあるため，片手操作というデメリットの影響が大きくなりやすい．細やかな止血処置を一つひとつ行っていけば，ほとんどの鼓室に局在する病変に対し問題なく内視鏡手術を行う

ことができる．ただし，内視鏡単独手術に固執せず，躊躇なく両手操作による手術に切り替えられる準備をする．

6．外耳道骨腫・外耳道狭窄・浅在化鼓膜・medial meatal fibrosis（MMF）・外耳道真珠腫

外耳道疾患は内視鏡手術の適応となりやすい．内視鏡を用いることにより，拡大・明視下手術を可能とし，残せる皮膚を温存しやすく，病変の深部や鼓膜の確認が容易となる．しかし，外耳道再建のための皮下組織および軟骨採取が耳珠の組織だけでは足らず，耳後部切開を必要とすることが少なくない．外耳道骨部の外側から背側に進展する外耳道真珠腫症例（図3）など，確実な病変の摘出や再建のために耳後部切開を要することもある．内視鏡手術を行う意義を考え，経外耳道アプローチに固執せず選択することが望ましい．

内視鏡手術の展望

内視鏡の精度向上を背景に内視鏡手術適応が拡大してきたが，現在の適応からさらなる拡大は難しい．しかし，将来，耳科手術におけるロボット手術が現実のものとなった際には内視鏡が用いられることが予想され，ロボット手術に適した内視鏡や鉗子が開発されれば，さらに適応は拡大する．現在の内視鏡手術経験はロボット手術に移行しても重要であるため，より優れた内視鏡手術を探求し続けるべきである．同時に画像診断[35]，術後成績予測[36]，内視鏡下術中評価などに対する人工知能研究や拡張現実（augmented reality：AR）研究も進み，内視鏡下ロボット手術との融合が予想される．

まとめ

本稿では内視鏡手術の適応を部位と疾患に分けて概説した．多くの外・中耳手術が内視鏡手術の適応となるが，一元的に適応を決めることは困難である．大事なことは，内視鏡を使用する意義を考え，内視鏡「単独」手術に固執しないことであ

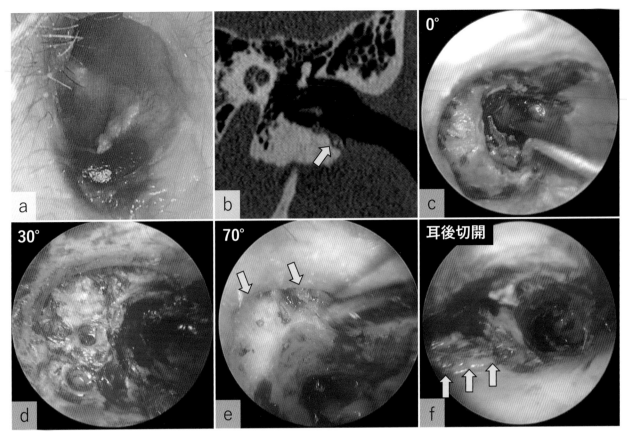

図 3. 耳後部切開を併用した左外耳道真珠腫症例

外耳道下壁を中心にデブリの貯留を認め(a)，冠状断 CT で同部位の骨侵食性変化を認める(b)．進展範囲はそれほど広くないと術前予想していた．術中，外耳道の骨破壊は術前予想通りであった(c)が，骨に沿って真珠腫が耳後部まで進展しており，斜視鏡を用いても病変の末梢を確認できなかった(d，e)．耳珠まで外側に切開を拡げてアプローチすることも検討したが，摘出および再建が不十分になる可能性を考慮して耳後部切開を行った．乳突蜂巣外側面まで広範な真珠腫および腐骨が存在していた(f)

る．また，内視鏡手術が導入されても，手術の理念や目的，手術内容は原則変わらない．よりよい耳科手術を行うために両手操作手術(MES，ExES)と内視鏡手術の両方を習熟する必要があると考える．

文　献

1) 欠畑誠治，二井一則：導入 基本手技からアドバンスまで：2-44，TEES(経外耳道的内視鏡下耳科手術)手技アトラス．中山書店，2018.

2) Cohen MS, Basonbul RA, Barber SR, et al：Development and validation of an endoscopic ear surgery classification system. Laryngoscope, **128**：967-970, 2018.

3) Kakehata S, Furukawa T, Ito T, et al：Comparison of postoperative pain in patients following transcanal endoscopic versus microscopic ear surgery. Otol Neurotol, **39**：847-853, 2018.

4) Thomassin JM, Korchia D, Doris JM：Endoscopic-guided otosurgery in the prevention of residual cholesteatomas. Laryngoscope, **103**：939-943, 1993.

5) Tarabichi M：Endoscopic management of limited attic cholesteatoma. Laryngoscope, **114**：1157-1162, 2004.

6) Kakehata S, Watanabe T, Ito T, et al：Extension of Indications for Transcanal Endoscopic Ear surgery using an ultrasonic bone curette for cholesteatomas. Otol Neurotol, **35**：101-107, 2014.

7) Furukawa T, Watanabe T, Ito T, et al：Feasibility and advantages of transcanal endoscopic myringoplasty. Otol Neurotol, **35**：140-145, 2014.

8) Ayache S：Cartilaginous myringoplasty：the encoscopic transcanal procedure. Eur Arch Otorhinolaryngol, 270：853-860, 2013.

9) Harugop AS, Mudhol RS, Godhi RA：A comparative study of endoscope assisted myringoplasty and micrsoscope assisted myringoplasty. Indian J Otolaryngol Head Neck Surg, 60：298-302, 2008.

10) Ohki M, Kikuchi S, Tanaka S：Endoscopic type 1 tympanoplasty in chronic otitis media：Comparative study with a postauricular microscopic approach. Otolaryngol Head Neck Surg, 161：315-323, 2019.

11) Takahashi M, Motegi M, Yamamoto K, et al：Endoscopic tympanoplasty type Ⅰ using interlay technique. J Otolaryngol Head Neck Surg, 51：45, 2022.
Summary 内視鏡手術においても inlay 法を行うことは難しくはなく，良好な術後成績である．穿孔の前縁を十分操作できるように視野をとる．

12) Alian H, Esmat NH, Ohad H, et al：Butterfly myringoplasty for total, subtotal and annular perforations. Laryngoscope, 126：2565-2568, 2016.

13) Ghanem MA, Monroy A, Alizarde FS, et al：Butterfly cartilage graft inlay tympanoplasty for large perforations. Laryngoscope, 116：1813-1816, 2006.

14) Akygit A, Karlidag T, Keles E, et al：Endoscopic cartilage butterfly myringoplasty in children. Auris Nasus Larynx, 44：152-155, 2017.

15) Furukawa T, Watanabe T, Ito T, et al：Feasibility and advantages of transcanal endoscopic myringoplasty. Otol Neurotol, 35：853-860, 2014.

16) Ito T, Kubota T, Furukawa T, et al：Transcanal Endoscopic Ear Surgery for Congenital Middle Ear Anomalies. Otol Neurotol, 40：1299-1305, 2019.

17) Tarabichi M：Endoscopic middle ear surgery. Ann Otol Rhinol Laryngol, 108：39-46, 1999.

18) Kojima H, Komori M, Chikazawa S, et al：Comparison between endoscopic and microscopic stapes surgery. Laryngoscope, 124：266-271, 2014.

19) 浅野敬史，伊藤 吏，窪田俊憲ほか：当科における経外耳道的内視鏡下アブミ骨手術の工夫と術後成績．Otol Jpn, 29：52-57, 2019.

20) Bianconi L, Gazzini L, Laura E, et al：Endoscopic stapedotomy：safety and audiological results in 150 patients. Eur Arch Otorhinolaryngol, 277：85-92, 2022.

21) Nassiri AM, Yawn RJ, Dedmon MM, et al：Primary endoscopic stapes surgery：audiologic and surgical outcomes. Otol Neurotol, 39：1095-1101, 2018.

22) Sproat R, Yiannakis C, Iyer A：Endoscopic stapes surgery：a comparison with microscopic surgery. Otol Neurotol, 38：662-666, 2017.

23) 高橋昌寛，小島博己：耳硬化症などに対するアブミ骨手術．耳喉頭頸, 91：955-959, 2019.

24) Maeda E, Katsura H, Nin T, et al：Change of somatosensory function of the tongue caused by chorda tympani nerve disorder after stapes surgery. Laryngoscope, 128：701-706, 2018.

25) Das A, Mitra S, Ghosh D, et al：Endoscopic stapedotomy：Overcoming limitations of operating microscope. Ear Nose Throat J, 100：103-109, 2021.

26) Uranaka T, Matsumoto Y, Hoshi Y, et al：Classification of the Chorda Tympani：An Endoscopic Study. Otol Neurotol, 42：e355-e362, 2021.
Summary 鼓索神経の走行は5種類に分類される．術前の画像所見から完全に分類することは困難である．

27) Takahashi M, Motegi M, Yamamoto K, et al：The pre-chorda and post-chorda tympani approach in endoscopic stapes surgery based on the chorda tympani nerve classification. Eur Arch Otorhinolaryngol, 279：5945-5949, 2022.
Summary 鼓索神経の分類に応じてアプローチを決めることによって，神経への接触や牽引が少なくなる．

28) 欠畑誠治：耳科手術のパラダイムシフト—内視鏡下手術（EES）と外視鏡下手術（ExES）—．第123回日本耳鼻咽喉科頭頸部外科学会総会 臨床講演, 2022.

29) Marchioni D, Mattioli F, Alicandri-Ciufelli M, et al：Endoscopic approach to tensor fold in

patients with attic cholesteatoma. Acta Otolaryngol Head Neck Surg, **129**：946-954, 2009.

30）Takahashi M, Yamamoto Y, Kojima H：Transcanal endoscopic approach for pars flaccida cholesteatoma using a 70-degree angled endoscope. Eur Arch Ootorhinolaryngol, **278**：1283-1288, 2021.

31）Nishiike S, Oshima K, Imai T, et al：A novel endoscopic hydro-mastoidectomy technique for transcanal endoscopic ear surgery. J Laryngol Otol, **133**：248-250, 2019.

32）Imai T, Nishiike S, Oshima K, et al：The resected area of the posterior wall of the external auditory canal during transcanal endoscopic ear surgery for cholesteatoma. Auris Nasus Larynx, **44**：141-146, 2017.

33）Takahashi M, Motegi M, Yamamaoto K, et al：Quantitative Study of Bone Removal Region in Transcanal Endoscopic Approach to the Attic and Antrum Using a 70° Endoscope. J Int Adv Otol, **1883**：232-235, 2022.

Summary 乳突洞の擬似病変を経外耳道的に摘出する際，70°斜視鏡を用いることで削開質量・再建グラフトの大きさが小さくなる.

34）中澤　宝，高橋昌寛：症例をどうみるか　斜視鏡を併用した経上半規管法によって聴力保存できた錐体部真珠腫の1例．JOHNS, **38**：1283-1287, 2022.

35）Takahashi M, Noda K, Yoshida K, et al：Preoperative prediction by artificial intelligence for mastoid extension in pars flaccida cholesteatoma using temporal bone high-resolution computed tomography：A retrospective study. PLoS One, **17**：e0273915, 2022.

36）Koyama H, Kashio A, Uranaka T, et al：Application of Machine Learning to Predict Hearing Outcomes of Tympanoplasty. Laryngoscope, **133**：2371-2378, 2023.

MB ENT, 293：26-34, 2024

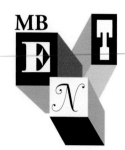

◆特集・みみ・はな・のど診療に内視鏡をどう活かすか？

中耳手術（適応の拡大と可能性．真珠腫，耳硬化症，腫瘍ほか）

堀　龍介[*1]　吉岡哲志[*2]

Abstract　近年の内視鏡カメラシステムや高画質モニターの発展に伴い，耳科手術領域において経外耳道的内視鏡下耳科手術（transcanal endoscopic ear surgery：TEES）が普及してきており，2022年4月には保険収載されるに至った．TEESでは内視鏡のもつ，視野角が広く死角が少ない，斜視鏡により側方・後方が観察可能，対象物に接近して明瞭に大きく観察できるといったメリットを享受することができる．また，助手および看護師や学生が術者と同一画面を共有できるため，教育にも役に立つ．TEESの手術適応については，疾患ごとに判断するのではなく，病変がどこに存在し，片手操作となるTEESで手術可能であるかで適応を判断するべきである．TEESの手術適応は，鼓膜・鼓室に病変が存在する疾患である．具体的疾患としては，鼓膜穿孔，伝音再建が必要な耳小骨奇形／外傷性耳小骨離断，外リンパ瘻，鼓室内操作を伴う慢性中耳炎，耳硬化症，鼓室に限局した中耳腫瘍，上鼓室～乳突洞まで進展の真珠腫性中耳炎である．これら疾患に対するTEESの手術手技につき解説する．

Key words　経外耳道的内視鏡下耳科手術（transcanal endoscopic ear surgery：TEES），顕微鏡補助併用TEES（microscopy-assisted TEES），耳硬化症（otosclerosis），中耳腫瘍（middle ear tumor），真珠腫性中耳炎（cholesteatoma）

はじめに

近年多くの外科系診療科において内視鏡下手術が広く普及している．耳鼻咽喉科においては，鼻・副鼻腔疾患に対して内視鏡下鼻・副鼻腔手術が広く普及し，咽喉頭癌領域において鏡視下経口的腫瘍切除手術およびロボット支援下手術も発展してきているのは周知の事実である．耳科手術においては1990年代前半に内視鏡が補助的に用いられるようになり，1990年代後半に内視鏡で耳科手術を完遂する経外耳道的内視鏡下耳科手術（transcanal endoscopic ear surgery：TEES）が報告されるようになった．本邦では2000年代になり限られた一部の施設でTEESが行われるようになってきたが，CCDもしくはCMOSカメラの性能が十分満足できるものではなく画質が悪かったため，アブミ骨周囲など繊細な部位での操作に不安があった．しかし，2010年頃には手術で使用できるFull HDカメラが普及し始め，次いで4Kカメラも登場し，画質が肉眼に匹敵するようになった．これらの機器の革新と呼応して本邦のみならず世界的にTEESが急速に普及していくこととなった．

TEESで用いる内視鏡は広角レンズで，対象構造に対し内視鏡先端を近接させモニターを介して拡大する．このため，顕微鏡下耳科手術（microscopic ear surgery：MES）と比べて視野角が広く，少ない死角であり，斜視鏡の使用で側方・後方も観察可能となり，明るく大きくよく見えるというメリットを享受することができる．さらに，

[*1] Hori Ryusuke，〒807-8555 福岡県北九州市八幡西区医生ケ丘1-1　産業医科大学医学部耳鼻咽喉科・頭頸部外科，教授
[*2] Yoshioka Satoshi，藤田医科大学医学部耳鼻咽喉科・頭頸部外科，臨床准教授

- TEESの手術適応〜基本手術
  - 鼓膜・鼓室 (PT) に病変が存在する疾患
    - ✓ 鼓膜穿孔 (慢性穿孔性中耳炎, 外傷性鼓膜穿孔)
    - ✓ 耳小骨奇形/外傷性耳小骨離断
    - ✓ 外リンパ瘻
    - ✓ 鼓室内操作を伴う慢性中耳炎
- TEESの手術適応〜応用手術
  - 鼓膜・鼓室 (PTA) に病変が存在する疾患
    - ✓ 耳硬化症/先天性アブミ骨固着
    - ✓ 鼓室に限局した中耳腫瘍
    - ✓ 上鼓室進展までの真珠腫性中耳炎
    - ＊Microscopy-assisted TEESは有効な手技
  - 乳突洞 (M1) まで進展した真珠腫性中耳炎
    - ＊Powered instrumentsを使用するpowered TEESにて施行
- 乳突蜂巣 (M2) に病変が存在する疾患は適応外
  - ＊鼓室は内視鏡で経外耳道操作, 乳突洞〜乳突蜂巣は
    顕微鏡/外視鏡で経乳突腔操作をするdual approachで対応

中耳腔の解剖学的区分
(PTAM system)

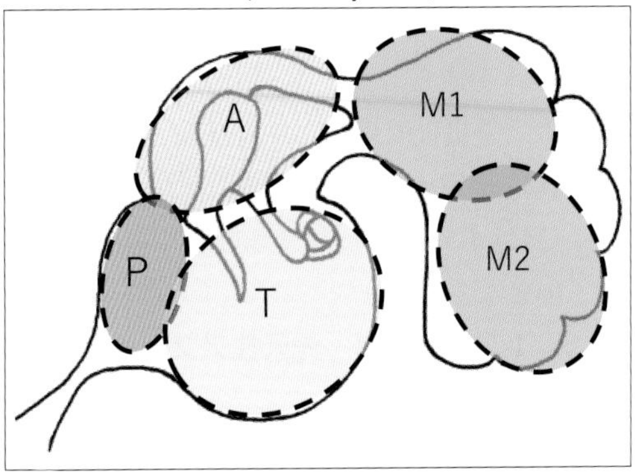

図 1. TEES の手術適応

病変の存在部位で適応を考える. 基本的には, 鼓膜・鼓室に病変が存在する疾患が TEES の適応
P(protympanum):前鼓室, T(tympanic cavity):中・後鼓室, A(attic):上鼓室, M(mastoid)1:乳突洞,
M(mastoid)2:乳突蜂巣

MES と比べて TEES は皮膚切開が外耳道内で短く, 外耳道皮膚剥離の範囲や骨削開の範囲が少なく, 術後疼痛がほぼないという低侵襲手術でもある. また, 助手および看護師や学生が術者と同一画面を共有することになり, 教育にも役に立つ.

欠点として平面画像で立体視できない, 片手操作となることなどが挙げられるが, 立体視できないことについては内視鏡を絶えず細かく動かしたり, 対象構造物を鉗子で触ったりすることで克服することができる. 片手操作であることは最大の欠点ではあるものの, 片手操作となることを受け入れたうえで術式を選択し(たとえば, 鼓膜形成を見据えた鼓膜挙上では, 分層挙上にするのではなく全層挙上にする), 追加装備を準備することで対応できる.

TEES の有用性につき広く認知されてきたこともあり, 2022 年 4 月には経外耳道的内視鏡下鼓室形成術(上鼓室開放を伴わないもの;40,630 点, 上鼓室・乳突洞解放を伴うもの 52,990 点)が保険収載された. 今後ますます TEES が普及していくことが予想される.

TEES の手術適応〜基本手術

TEES の手術適応について, これを杓子定規に疾患ごとで考えると判断を見誤る. 病変がどこに存在し, 片手操作となる TEES として手術可能であるかで適応を判断するべきである. そもそも TEES は, 外耳孔から内視鏡も鉗子も挿入する keyhole surgery である. 直線方向は観察も手術操作も十分可能である. そして, 側方については, 内視鏡は広角レンズをもち接近して観察できるため, 詳細な観察が可能であるが, 手術操作には限界があることを承知しておかなければならない.

したがって, どのような疾患でも, 病変の進展次第では TEES にこだわらずに MES とする, もしくは術中に MES に切り替えることに躊躇してはならない. こういった特徴を踏まえて筆者は TEES の手術適応を, 鼓膜・鼓室に病変が存在する疾患と考える. 鼓室については, 日本耳科学会用語委員会報告での PTAM 分類[1]における P(前鼓室), T(中・後鼓室), A(上鼓室)の範囲となる. 具体的疾患としては, 鼓膜穿孔(慢性穿孔性中耳炎, 外傷性鼓膜穿孔), 伝音再建が必要な耳小骨奇形/外傷性耳小骨離断, 外リンパ瘻, 鼓室内操作を伴う慢性中耳炎である(図1). これらは初学者にとって TEES の足掛かりとして適切な手術適応である.

TEES の手術適応〜応用手術

鼓膜・鼓室に病変が存在する疾患のうち難度の

高い手術として，耳硬化症／先天性アブミ骨固着，鼓室に限局した中耳腫瘍，上鼓室進展までの真珠腫性中耳炎，が挙げられる．また，乳突洞（M1）まで進展した真珠腫性中耳炎も TEES の適応となる（図1）.

1．耳硬化症／先天性アブミ骨固着に対するアブミ骨手術

アブミ骨手術は TEES のよい適応である．術野がアブミ骨周辺に限局しており，内視鏡で良好な視野が得られること，耳後切開や耳前部切開を加える MES よりも外耳道内皮膚切開で行う TEES のほうが低侵襲で，かつ経外耳道的アプローチのほうがアブミ骨に到達するルートに優れていることなどの理由による．しかし，アブミ骨手術はきわめて繊細な手術操作が必要であるため，TEES の手術適応としては難易度が高いといえる．

アブミ骨への操作手順は，外耳道内皮膚切開〜tympanomeatal flap 挙上，stapedotomy を含めたアブミ骨操作，ピストン留置という手術手順となる．アブミ骨操作において，筆者は熊川ら[2]の方法に準じて行っている．0.8 mm スキータドリルを用いてまず stapedotomy を行う（図2-A〜C）．次にスキータドリルで後脚を切断する（図2-D）．そして，アブミ骨筋腱切断，前脚切断，キヌタ・アブミ関節離断をして上部構造を摘出する（図2-E）．ワイヤーピストンを用いる場合は，内視鏡下の片手操作でも問題なく安全に行える．テフロンピストンを用いる場合は，内視鏡下の片手操作ではテフロンピストンをキヌタ骨長脚にかけることは非常に困難であり，無理をすればツチ・キヌタ関節脱臼や内耳障害を与えるリスクがある．それゆえ，テフロンピストンのリングの一部をメスで切除してトリミングしている術者も多い．しかし，小林ら[3]は，リングをトリミングしたテフロンピストンを使用した場合は聴力改善率が有意に低く，キヌタ骨長脚からピストンが脱落している症例があったと報告している．テフロンピストンのリングをトリミングすると，キヌタ骨長脚への装着が容易になる反面，術後にピストンが脱落し

やすくなる可能性があるため，テフロンピストンはできる限りトリミングせずに原型で使用することが望ましいとしている．そこで，筆者は microscopy-assisted TEES[4]としてテフロンピストンを留置するようにしている．

Microscopy-assisted TEES（図2-F）では，両手操作のほうが安全で確実，かつ迅速な手術進行が期待される状況において，顕微鏡下に手術を行う（ただし，経外耳道的に直線的に手術操作部位が観察される状況に限られる）．助手にレンパート氏耳鏡で外耳道入口部を拡大保持してもらいながら（図2-G）顕微鏡下に両手で骨削除，鼓膜形成，伝音再建などを行う．内視鏡を挿入しない分ワーキングスペースが広くなる．手術全体の進行からみると顕微鏡の使用はごく一部にすぎず，片手操作・狭術野・内視鏡と鉗子類の干渉といった TEES の問題点を克服し，安全・確実な操作を行い得る手法であると考える．

顕微鏡下にトリミングしていないテフロンピストンを鼓室へ挿入し，そのシャフトを stapedotomy した開窓部に挿入，次いでリングをキヌタ骨長脚にいったん接触させてから左右の手で保持した2本の先端が彎曲した鉗子でリングを広げながら回転させて，キヌタ骨長脚に締結させる（図2-H）．最後に内視鏡でテフロンピストンが確実に留置されていることを確認する（図2-I）.

2．中耳腫瘍

中耳には良悪性含め多様な腫瘍性病変が発生し得る．多くの場合良性腫瘍であるが，中でもグロームス腫瘍や血管腫といった多血性の腫瘍がしばしば発生する．本来術前に病理組織診断を明らかにしておくべきであるが，これらの腫瘍が想定される場合には大出血の回避のため術前の生検ができないことも多く，また術中の多い出血による視野確保の困難さが無視できない．そのため，従来の顕微鏡下手術では，状況にもよるが乳突削開術を併施し広いワーキングスペースを確保したうえで摘出術が行われてきた．ところが，近年の内視鏡の発達とエネルギーデバイスの性能革新は，

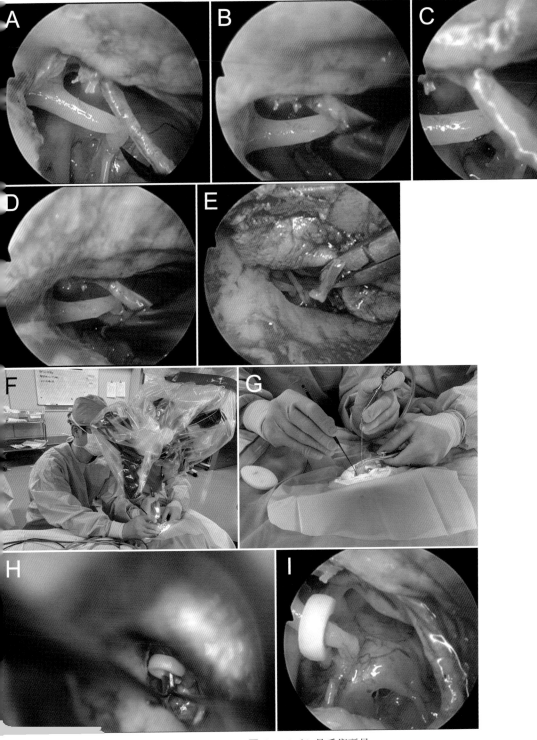

図 2. アブミ骨手術所見

A：アブミ骨は固着している

B，C：スキータドリルを用いてまず stapedotomy を施行

D：スキータドリルで後脚を切断

E：上部構造を摘出

F，G：Microscopy-assisted TEES の手術風景．助手にレンパート氏耳鏡で外耳道
　　入口部を拡大保持してもらいながら顕微鏡下で手術操作

H：テフロンピストンのリングを先端が彎曲した2本の鉗子でリングを広げながら
　　回転させて，キヌタ骨長脚に締結させる

I：内視鏡でテフロンピストンが確実に留置されていることを確認

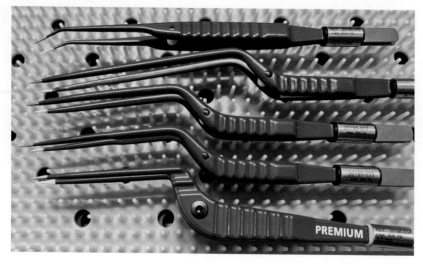

図 3.
ERBE 社のバイポーラフォーセプス
先端がステンレス製のクラシック(上 4 つ)と銀合金製のプレミアム(下 1 つ). 非常に多くのラインナップが展開されている

TEES での多血性腫瘍の摘出を可能にした. Keyhole surgery でかつワーキングスペースが狭く, 重要構造物が多く存在する TEES で, 特に威力を発揮するエネルギーデバイスはバイポーラである. バイポーラは多くのメーカーから販売されているが, バイポーラ先端がファイン, シャフト部分が細くて外耳道より長く内視鏡より短い TEES としてちょうどよい長さ, シャフトがストレートもバヨネットもある, 先端にアングルアップとアングルダウンがある, そしてこれらのいろいろな組み合わせとして多くの種類のラインナップがあるのが, ERBE 社のバイポーラフォーセプスである. 先端がステンレス製のクラシックと銀合金製(金・銀の合金)のプレミアムのラインナップが展開されている. プレミアムは熱伝導がよく, 焦げつきにくい. このようなバイポーラ(図 3)を有効に活用しながら, 血流豊富な中耳腫瘍に対して内視鏡下に手術することができる.

TEES でグロームス腫瘍を摘出した症例を図 4 に示す. 本症例ではもともと鮮やかな赤色の拍動性腫瘤が鼓膜から透見できたが(図 4-A), 手術前日に栄養動脈塞栓を施行したため手術直前は暗青色に色調が変化していた(図 4-B). Tympanomeatal flap を挙上して鼓室内の腫瘍を確認した(図 4-C). バイポーラで焼灼すると焼灼部分は白色にタンパク変性し, かつ腫瘍は収縮した(図 4-D). これを繰り返すことにより, tympanomeatal flap 挙上時は観察しにくかったキヌタ骨長脚やア

ブミ骨が観察できるようになり, 徐々にワーキングスペースが拡大した(図 4-E). バイポーラ先端がストレート(図 4-F)およびアングルアップ(図 4-G)のものを適宜使い分けながら手術を進めていき, 腫瘍を摘出し得た(図 4-H). 摘出後, 鼓室内には遺残は見られなかった(図 4-I).

3. 上鼓室進展までの真珠腫性中耳炎

上鼓室進展の真珠腫において, 病変を切除するためには骨削開をしなくてはならない. 顕微鏡下では耳後切開後, 乳突削開をしてから上鼓室病変を摘出することも可能であるが, 病変が上鼓室に限局している場合においては経外耳道的上鼓室開放(transcanal atticotomy:TCA)を選択することが多いと思われる. TEES でも当然 TCA をしたうえで病変摘出, そして上鼓室側壁再建(scutum plasty)を行うこととなる. 片手操作の TEES でも上鼓室限局の病変摘出と scutum plasty であれば十分可能である(図 5). なお, 上鼓室限局病変であれば, powered instruments を用いることなく, 鋭匙やノミ槌だけの non-powered TEES にて TCA が可能である.

4. 乳突洞(M1)進展の真珠腫

M1 に進展している病変を TEES で摘出する状況においては骨削開範囲がより広範となるため, 経外耳道的上鼓室・乳突洞開放(transcanal attico-antrotomy:TCAA)を行う. すなわち, powered instruments を用いる powered TEES による手術となる. Powered instruments には大別

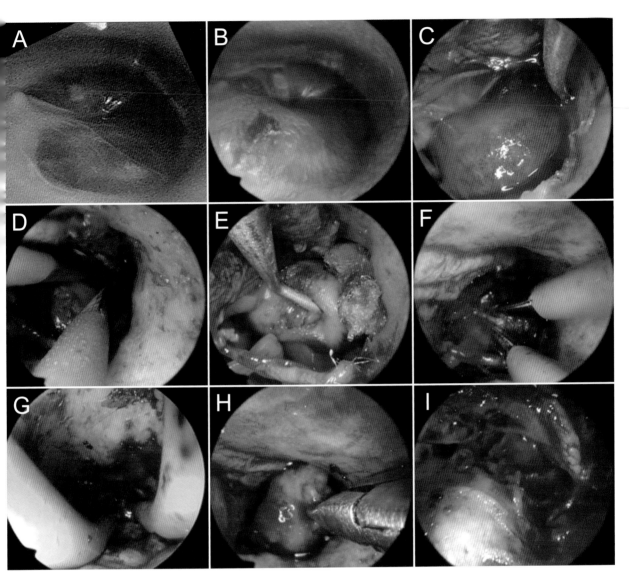

図 4. 中耳グロームス腫瘍における術中所見

A：術前鼓膜写真. 鮮やかな赤色の拍動性腫瘤が鼓膜から透見できる
B：手術前日に栄養動脈塞栓を施行し, 手術直前は暗青色に色調が変化していた
C：Tympanomeatal flap を挙上して鼓室内の腫瘍を確認
D：バイポーラで焼灼した部分は白色にタンパク変性し, かつ腫瘍は収縮した
E：バイポーラでの焼灼を繰り返すことにより腫瘍は縮小し, キヌタ骨長脚／アブミ骨が観察できるようになった
F，G：バイポーラ先端がストレート／アングルアップを適宜使い分けながら手術を進めた
H：腫瘍摘出
I：摘出後, 鼓室内には遺残はない

してドリルと超音波手術器がある. ドリルは各社ラインナップがあるが, イリゲーション機能も付いた Medtronic 社の ENT MR8™ は非常に有用である. 装着できるバーのうちカーブバーは適度な彎曲をもっており, さらに回転するシャフトがシースで被われているため, 鼓膜・外耳道皮膚弁の巻き込みも少なく, keyhole surgery である

TEES に適している. 骨削開にドリルを用いる場面が多くなると, 骨粉による視野不良(図6-A), そして削開骨面の発熱(図6-B)が大きな問題となる. そこで, イリゲーションから最大出力で生理食塩水を射出すると術野の血液や骨粉が洗い流されて明瞭な術野となる. いわゆる underwater 法／hydro-mastoidectomy 法[5)6)]であるが, 骨削開を進

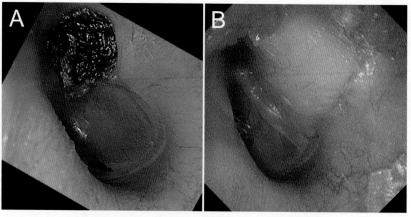

図 5. 上鼓室に限局した真珠腫の TEES 術前術後

A：術前，鼓膜弛緩部に真珠腫が確認される

B：Transcanal atticotomy 後にやや大きめの軟骨を用いてしっかりと削開部位
をカバーして scutum plasty を行った．段差なく再建されている

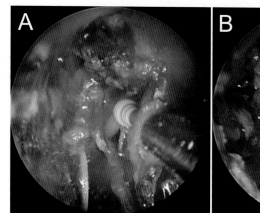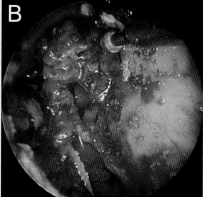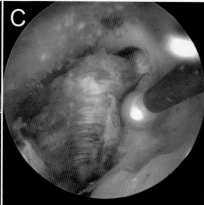

図 6. ドリルを用いた powered TEES

A：骨粉が視野を妨げて手術がやりにくい

B：削開骨面へのドリルの摩擦熱による発熱で，骨面が焦げている

C：Underwater 法/hydro-mastoidectomy 法での写真．骨粉による視野の妨げもなく，発熱による損傷の心配もない

めていくうえで重要な手技である(図6-C)．なお，バー先は2mmが最適で，水中での操作にてキャビテーション(液体の流れの中で圧力差により短時間に泡の発生と消滅が起きる物理現象)を最小限に抑えるためにファインバーを用いるべきである．欠点としてバーがディスポーザブルで高価であることが挙げられる．筆者は TCA だけではなるべく non-powered TEES としている．超音波手術器は一台で洗浄・吸引・骨削開の3役を併せもった手術機器であり，片手での操作が可能である．軟部組織を巻き込むことなく効率的に骨削開を行うことができるが，問題点はその物理機構的に彎曲シャフトの開発が難しく，およびハンドピースがやや太いため，深部の操作が難しいことが挙げられる．したがって，カッティングバーの代わりとして外側の粗い骨削開を担当するのがよい[7]．

このように M1 に進展している病変の除去については，十分な技量と技術を会得し，手術支援機器と整えれば片手操作の TEES でも可能である．しかし，問題はその後の軟骨を用いた再建である．TCA ならその再建範囲も少なくてすむが，TCAA となれば外耳道後壁再建(canal wall reconstructuion)まで必要となり，より大きい軟骨により外耳道側壁・後壁再建をしなければならない．MES では M1 に進展している病変の除去の

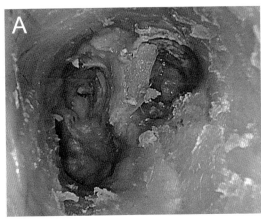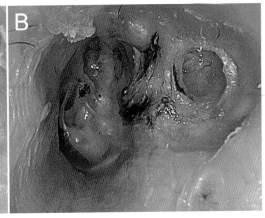

図 7. 乳突洞進展真珠腫に対する内視鏡下での経外耳道的上鼓室・乳突洞開放術後の耳内写真
A：術後 3 か月時点. 側壁・後壁再建軟骨の大きさ・高さが足りず, 乳突洞が外耳道に開放された
ままである. 軟骨のずれもあり鼓膜は上鼓室方向へ拡大しているが, 軟骨裏面の上鼓室への上皮
陥入はない
B：術後 14 か月時点. 上鼓室から乳突洞に瘢痕性肉芽が増生し, 外耳道へ開放された乳突腔が縮小
している

場合, 外耳道後壁保存乳突削開術や外耳道後壁削除乳突削開術を選択することができ, また側壁・後壁再建についても大きい軟骨を採取することも容易で, 場合によれば骨性再建も選択できる. しかも MES では両手で操作ができるのに対し, TEES では片手操作であり, 実際病変の除去より再建のほうが片手操作にとっては難しい. 病変の除去よりも, 再建の技量を身につけるほうが, より経験が必要と筆者は考えている. 図 7 に TEES にて乳突洞までしっかりと開放して病変を摘出した後, 軟骨で側壁・後壁再建した症例を示す. 同例では使用した軟骨が小さく, つまり軟骨の横幅と高さが足りず, 術後一定期間乳突洞が外耳道に開放されてしまった. 軟骨のずれもあり鼓膜は上鼓室方向へ拡大しているが, 軟骨裏面の上鼓室への上皮陥入はない(図 7-A). 幸い時間の経過とともに上鼓室から乳突洞に瘢痕性肉芽が増生し, 外耳道へ開放された乳突腔が縮小した(図 7-B). 結果として真珠腫の再発もなく, 術直後から聴力改善は良好であったが, TEES の手術適応について考えさせられた. M1 進展真珠腫の TEES の適応は, 術者の問題, 助手の問題, 施設としての耳科手術件数, 施設が保有している機器の問題など総合的に判断するべきである.

5．乳突蜂巣(M2)進展の真珠腫

TEES の適応外である. ただし, 内視鏡単独の手術ではなく, 鼓室は死角の少ない広角な視野を活かした TEES で対応し, 乳突洞〜乳突蜂巣は MES による外耳道後壁保存型乳突削開術(canal wall up mastoidectomy：CWU) で対応する TEES/MES のハイブリッド手術ならば, 十分に対応することができる. この方法は内視鏡と顕微鏡を使い分けながら経外耳道操作と経乳突腔操作を併用する術式で, 一般に dual approach と呼ばれている[7]. また, 最近になり顕微鏡の代わりに OLYMPUS 社の手術用顕微鏡システム ORBEYE などの外視鏡を用いることができるようになった. 外視鏡 ORBEYE では 4K3D 大型モニターで術野を観察することができ, 顕微鏡と違って手術室にいる全員が同一モニターを共有することになり, 教育にも役に立つ. また, heads-up surgery であるので人間工学的に優れた姿勢での手術が可能であり, 術者の身体的な負担も少なくてすむ. 術野の明るさについても, シンプルなレンズ構成で光の損失を低減, 高性能の CMOS イメージセンサーにより一般的な CMOS センサー以上の明るさとノイズ低減を実現することにより, 顕微鏡と比べ非常に明るい術野が得られる. 内視鏡と外視鏡を用いた dual approach では, 一つの大型モニ

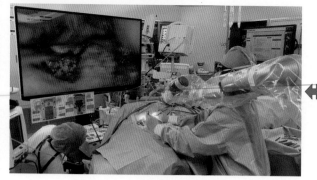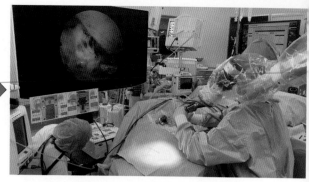

外視鏡　　　　　　　　　　　　　　　　　　　　　内視鏡

図 8. Dual approach でのシームレスな外視鏡⇔内視鏡の切り替え

ターで内視鏡／外視鏡の画面の切り替えがシームレスでストレスもなく，また heads-up surgery で姿勢も楽で長時間の手術でも疲れにくい．今後の新しい耳科手術の形になると期待できる（図8）．

おわりに

TEES は低侵襲で非常に有用な耳科手術術式であり，また 2022 年 4 月に経外耳道的内視鏡下鼓室形成術が保険収載されたこともあり，今後ますます発展していくと思われる．しかし，顕微鏡下手術や耳科手術解剖を十分に理解しないうちに TEES に取り掛かるのは，事故のもとになりかねない．専門の手術書や講習会参加による学習，手術見学などを重ねたうえで従来の顕微鏡手術と同様の手技を十分に習得してから内視鏡手術に移行することが望ましいと考える．

参考文献

1) 山本　裕，綾仁悠介，伊藤　吏ほか：中耳真珠腫進展度分類の小改訂について．Otol Jpn, **33** (1)：51, 2023.
　Summary 中耳真珠腫進展では中耳腔を 4 領域に区分するが，真珠腫の乳突腔内での進展範囲をより細かく評価するため，乳突腔の区分に M1，M2 の亜部位を設定した．

2) 熊川孝三，三澤　建，加藤　央ほか：アブミ骨手術時の floating footplate への対処法と予後．Otol Jpn, **24**(3)：209-214, 2014.
　Summary アブミ骨手術において，キヌタ・アブミ関節の離団前にスキータドリルあるいは

レーザーで小開窓することを提唱する．この段階では floating footplate を起こすことは少ない．

3) 小林　諒，福田　篤，森田真也ほか：アブミ骨手術の術後成績の検討―とくにピストントリミングの有無との関連について―．耳鼻臨床，**115** (9)：747-752, 2022.
　Summary リングをトリミングしたテフロンピストンを使用した場合に成功率が有意に低かった．キヌタ骨長脚からピストンが脱落している症例があった．

4) 堀　龍介：内視鏡下の鼓室形成術とアブミ骨手術．日耳鼻会報，**119**：1282-1289, 2016.
　Summary 我々が行っている TEES および microscopy-assisted TEES による鼓室形成術とアブミ骨手術についての手術手技について報告する．内視鏡のみ，もしくは顕微鏡のみで耳科手術をすることにこだわるのではなく，患者にとって最良である方法を選択することが重要と考える．

5) Nishiike S, Oshima K, Imai T, et al：A novel endoscopic hydro-mastoidectomy technique for transcanal endoscopic ear surgery. J Laryngol Otol, **133**：248-250, 2019.

6) Yamauchi D, Yamazaki M, Ohta J, et al：Closure technique for labyrinthine fistula by "underwater" endoscopic ear surgery. Laryngoscope, **124**：2616-261, 2014.

7) 伊藤　吏：内視鏡下耳科手術―上鼓室・乳突部の真珠腫病変に対する内視鏡下耳科手術の適応と手術手技―．日耳鼻会報，**125**：264-270, 2022.
　Summary TEES で真珠腫治療を行うために必要なセットアップや術式選択のための進展度評価ならびに TEES および dual approach の手術手技について解説する．

MB ENT, 293：35-41, 2024

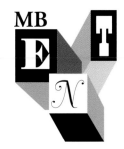

◆特集・みみ・はな・のど診療に内視鏡をどう活かすか？

鼻副鼻腔内視鏡と観察ポイント

姉﨑（前田）真由香*

Abstract　鼻副鼻腔内視鏡は耳鼻咽喉科診療において不可欠な検査であり，耳鼻咽喉科を志す医師がまずは習得しなければならない検査手技の一つである．外来での内視鏡検査は患者の意識ある状態のもとで施行するため，患者の精神的かつ身体的な負担を極力軽減して使用するべきである．そのためには検査をする前に適切な準備を行い，患者に検査内容を事前に説明し，不安や恐怖を取り除く必要がある．そして，声掛けを行いながら観察内容に合わせて適切な麻酔を行い，所見を見落とすことなく系統だった観察を短時間で施行すべきである．今回は内視鏡検査前の準備，セッティング，内視鏡の扱い方，観察項目にあわせた麻酔の方法，観察の手順，観察以外での内視鏡検査の使用法，内視鏡の選択について項目ごとに詳細に説明を行う．

Key words　内視鏡(endoscope)，外来(outpatient)，検査(examination)，診断(diagnosis)，副鼻腔(paranasal sinus)，局所麻酔(local anesthesia)，慢性副鼻腔炎(chronic sinusitis)，好酸球性副鼻腔炎(eosinophilic sinusitis)，腫瘍(tumor)，鼻出血(nasal bleeding)，術後処置(postoperative care)

はじめに

　鼻副鼻腔内視鏡は耳鼻咽喉科診療において一般的で欠かせない検査であり，耳鼻咽喉科を志す医師がまずは習得しなければならない検査手技である．今回は鼻副鼻腔内視鏡検査を習熟するにあたってのポイントを提案する．

観察の下準備，セッティング

　1．内視鏡の映像を映し出すモニターは患者の椅子の左側後方に設置する(図1)．

　2．検者は感染防御のためアイガード，マスク，エプロン，手袋をする．

　3．鼻内の詳細な診察や術後の処置が必要な場合は麻酔の準備を行う．

　　以下は筆者が行っている麻酔(観察ポイントの項で記載)に必要な物品である(図2)．

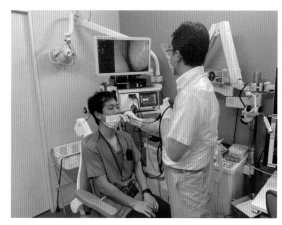

図 1．モニター位置

　1）5000倍ボスミンと4％キシロカインのスプレー

　2）5000倍ボスミンと4％キシロカインを半々で混合した麻酔薬

　3）綿花2枚

＊　Anezaki(Maeda) Mayuka，〒154-8532　東京都世田谷区池尻1-2-24　自衛隊中央病院耳鼻咽喉科

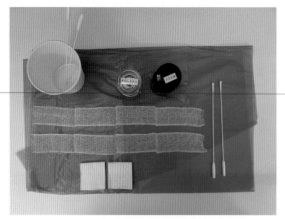

図 2. 麻酔に必要な物品

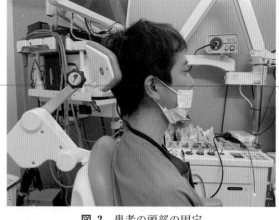

図 3. 患者の頭部の固定

4）鼻処置用綿棒

5）鼻ガーゼ（30 cm を 4 つ折りで使用）

4．内視鏡を設定する.

1）カメラの先端に曇り止めを塗布し white valance の設定をする.

2）患者に干渉しないようにライトケーブルの位置を整える.

5．検査中の静止画, 動画を保存できるように準備する.

患者, 家族に対する所見の供覧と説明, 後日の所見の比較検討, 学会発表や論文掲載のためにデータを保存するようにする.

6．患者に検査の説明を行う.

事前に検査の説明を行うことで患者の不安・恐怖感を取り除く.

7．患者の準備をする.

患者の身長に合わせて診察椅子の頭部の固定をしっかり行う. その際, 後屈しすぎないよう注意する（図 3）.

鼻出血, 術後処置など, 患者の洋服が汚れることが予想できる際には患者にエプロンをつける.

内視鏡の扱い方の注意点

1．CCD カメラの向き

モニター上での上下と実際の術野での上下方向にずれがないようにする. 直視鏡, 斜視鏡にかかわらず常に上下に同じ向きであることを意識する[1].

2．視　野

視野は近くから見るばかりではなく, 少し離れて全体像を見ることもオリエンテーションの確認のため重要である.

3．患者の精神的負担の軽減

不安感を抱かせないように適時適切に声掛けを行い, 短時間で無駄なく侵襲度を低くして観察する.

4．患者の身体的負担の軽減

1）内視鏡で鼻腔の入り口を強く広げない.

全身麻酔の時のように内視鏡の柄を鼻腔を広げるように押しつけると痛みを伴うため気をつける.

2）観察項目によって適切な麻酔を行う

麻酔については次項で詳細に取り扱う.

観察の手順

1．鼻内の観察を始める前にまずは外鼻の変形がないか確認する.

2．まずは麻酔せず鼻腔内観察を行う.

麻酔をしてしまうと, ボスミンの血管収縮作用によって粘膜の色, 浮腫の状態が正確に判断できないからである（図 4：処置前, 図 5：処置後）.

ここでの観察のポイントは鼻粘膜の色, 腫脹の有無, 鼻汁の有無や性状である. 最近では鼻中隔上部, 上鼻甲介, 中鼻甲介を中心にポリープ様変化を呈し, 副鼻腔側壁は性状である central compartment atopic disease

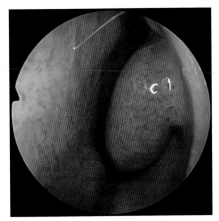

図 4. 処理前

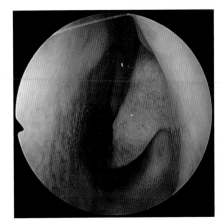

図 5. 処理後

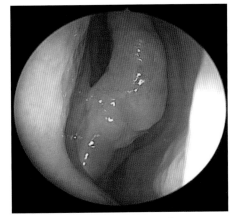

図 6. CCAD の一例①

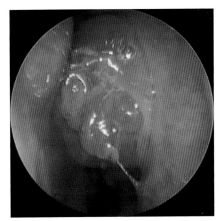

図 7. CCAD の一例②

（CCAD）という疾患概念もあり，ここでしっかり観察することが重要である（図6，7[2]）．

3．麻酔をして鼻腔内観察を行う．

鼻腔の通常の観察の場合は 5000 倍ボスミンと 4％キシロカインのスプレーのみでよいが，念入りに鼻腔内観察する場合または術後処置を行う場合においては同様に麻酔スプレーを行った後に，しっかりとした麻酔をすることをお勧めする．

麻酔は患者の不安や痛みを軽減するために声掛けを行いながら施行すべきである．具体的には「苦い味がして飲み込みにくい感じがします」や「鼻がつんとします」「少し痛いですよ」など，患者の感じる症状を先回りして伝えることが重要である[3]．

しっかりとした麻酔法については筆者は普段行っている一例を以下に示す．

1）両側綿花を引き延ばして麻酔液を浸し総鼻道に置き，10分で抜く．

綿花は対角線上に引っ張るとちょうど総鼻道底の長さになる（図8）．

2）麻酔液を浸した綿棒で中鼻甲介の付け根の両側をはさむ（図9）．

カメラや鑷子などの器具が触れて中鼻甲介が動くと強い痛みを引き起こす．そのため，中鼻甲介に多少触れても痛くないように中鼻甲介の付け根を麻酔しておく．

3）中鼻道に鼻ガーゼを挿入する．痛みで挿入しにくい場合には，中鼻甲介付け根の綿棒の麻酔を行って10分ほどおいてから再度トライする．

4）10分後に綿棒および鼻ガーゼを抜く．

嗅裂の観察や処置を行う場合には，嗅裂部に綿棒でやさしく塗布麻酔を行った後，鼻

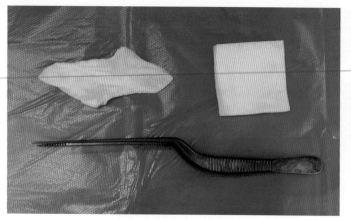

図 8. 綿花の使用方法

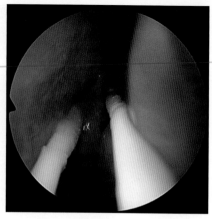

図 9. 中鼻甲介つけ根の麻酔

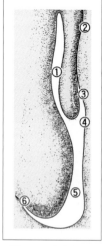

図 10. 鼻内観察
部位(正面)

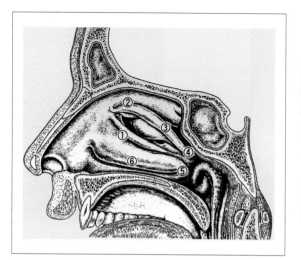

図 11. 鼻内観察部位(横)

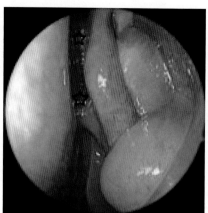

図 12. 好酸球性副鼻腔炎の一例

ガーゼを挿入する.

4. 解剖の確認, ポリープ, 腫瘍性病変の有無を行う.

鼻内観察部位

下記部分を自分で順番を決め, くまなく観察する(図10, 11)[4].

① 中鼻道部:中鼻甲介, 鈎状突起, 篩骨胞, 半月裂孔

② 嗅裂部:上鼻甲介, 上鼻道, 嗅裂

③ 鼻中隔部:上弯, 結節肥大

④ 後鼻孔部:後鼻孔, 上咽頭天蓋, 耳管咽頭部

⑤ 鼻腔底部:下鼻甲介, 鼻中隔下部

⑥ 鼻道部:鼻涙管開口部

観察において気をつけるポイント

1. 下鼻道, 上鼻道, 各鼻甲介は後端までしっかりと観察する.

2. 術後の欠損:鈎状突起, 篩骨胞などの下端の切除後.

3. 腫瘍性病変の有無, 基部の判定.

4. ポリープの有無, 中鼻道, 後鼻孔, 嗅裂.
好酸球性副鼻腔炎では嗅裂にポリープがあることが特徴的である(図12 ☆が嗅裂ポリープ[5]).

5. 上顎洞自然口の観察:粘膜の腫脹, ポリープの有無, 分泌物の有無・性状.

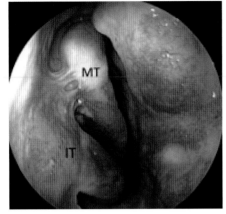

図 13. 術後, 中鼻道に癒着をきたした一例

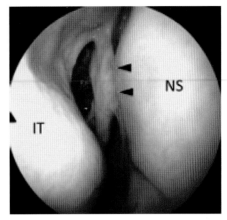

図 14. 術後, 嗅裂に癒着をきたした一例

観察以外での外来での使用方法

鼻副鼻腔内視鏡は初診や術前の観察以外では鼻出血の止血や上顎洞洗浄, 異物除去などの処置や術後処置に使用される. ここでは使用頻度が高いと考えられる鼻出血の止血と術後の処置のポイントについて説明する. なお, 中鼻甲介より奥の処置を行う場合は, 下鼻甲介の肩に器具を添わせると疼痛を引き起こしにくい.

1. 鼻出血

1) まず初めに麻酔をせずに出血点を同定する.

　なぜなら, 麻酔で血管が収縮されてしまうと止血してしまい, 出血点の診断ができなくなるためである.

　出血点の好発部位はキーゼルバッハ部位であり, まずは鼻中隔の入念な観察を行う. 鼻中隔に出血点が見つけられなければ, 他の部位を探す. 後方から出血している場合は, 蝶口蓋動脈の外側後鼻枝の出血がみられることがあるので, 蝶形骨洞の自然口の下方の確認を行う.

2) 出血点を見つけたら麻酔をして焼灼止血.
　出血点が見つからなかった場合はパッキングを行う.

2. 術後処置

『観察の手順』の項目で示したとおりの麻酔をしっかり行い, 以下の点に注意して処置を行う.

1) パッキング剤の除去, パッキング剤の残存の確認.

パッキング剤の長期残存は次項で示す感染の原因となり得る.

2) 感染の有無, 感染による膿汁貯留あれば洗浄.

　感染を起こしている場合は粘膜腫脹, 発赤を引き起こしていることが多く, 処置に疼痛を伴いやすいため, より丁寧な麻酔や処置を心がける必要がある.

3) 癒着の解除.

　中鼻道(図13[6])や嗅裂(図14[6])が癒着しやすい部位であり確認する.

　嗅裂の癒着は再発しやすく, また嗅覚障害の原因となり得るので, 時間をかけて丁寧な処置を行う必要がある.

4) 真菌の残存.

　副鼻腔真菌症の改善しない術後感染の所見があれば真菌の残存を積極的に疑う必要がある.

5) 腫瘍の残存, 再発.

内視鏡の選択

大きく分けて硬性鏡(図15)と軟性鏡(図16)がある. 観察のみであれば軟性鏡, 処置を必要とする際には硬性鏡が適している(表1).

通常軟性鏡は外径4mmであるが, 3mm以下の細径のものもあり, 鼻腔が狭い患者や小児に適している.

硬性鏡はレンズの角度に0°, 30°, 45°, 70°がある(図17). 70°のものは使用法を習得するのに

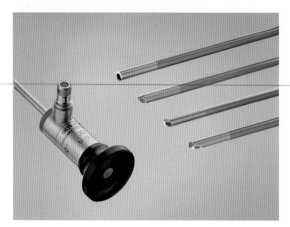

図 15. 硬性鏡

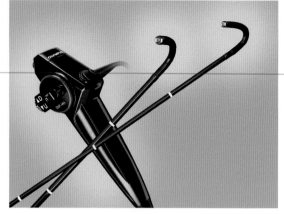

図 16. 軟性鏡

表 1. 硬性鏡と軟性鏡のメリット・デメリット

	硬性鏡	軟性鏡
メリット	視軸が固定されておりオリエンテーションがつきやすい 片手操作が可能で処置ができる 耐久性に優れる	死角が生じにくい 鼻入口部から喉頭まで観察可能 患者の体動に対して安全 小児に最適
デメリット	鼻粘膜を損傷しやすい レンズを破損しやすい	オリエンテーションがややつけづらい 両手操作を強いられる

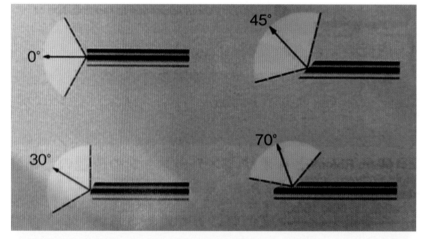

図 17.
硬性鏡のレンズの角度

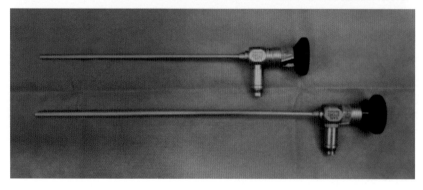

図 18.
70°斜視鏡の比較

少し時間を要するが，frontal recess, ostium, ethmoid roof や，側壁の孤立した病変，正常と思われる上顎洞や蝶形骨洞の底部の膿の貯留を確認することができる．筆者の施設では 70°斜視鏡は有効長が 24 mm で通常使用する有効長 18 mm の直視鏡よりも長い．また，外径も 5 mm でやや太い(図 18)．長い斜視鏡を用いることで，内視鏡が検者の手や鉗子とぶつかり操作の邪魔になってしまうことが防げる．また太い分，内視鏡自体の劣化も遅い[1]．

文　献

1) 鴻　信義：鉗子類，光学機器．森山　寛ほか(編)：11-15, 内視鏡下鼻副鼻腔手術．医学書院，2015.
2) Grayson JW, Cavada M, Harvey RJ：Clinically relevant phenotypes in chronic rhinosinusitis. J Otolaryngol Head Neck Surg, 48(1)：23, 2019.
3) 柳　徳浩，大村和弘：局所麻酔で行う副鼻腔処置と手術．MB ENT, 264：38-43, 2021.
　Summary　局所麻酔下の処置や手術で重要なことは手術部位に関する知覚を感じる神経や出血しやすい部位をきちんと理解することである．そのうえで，塗布麻酔，浸潤麻酔，手技などをしっかり行う必要がある．
4) 森山　寛：鼻・副鼻腔外来(耳鼻咽喉科外来シリーズ)：79-90．メジカルビュー社，1999.
5) Hu B, Han D, Zhang L, et al：Olfactory event-related potential in patients with rhinosinusitis-induced olfactory dysfunction. Am J Rhinol Allergy, 24：330-335, 2010.
6) 中山次久：鼻副鼻腔の術後所見．耳展，55(3)：146-147, 2012.
　Summary　慢性副鼻腔炎に対して内視鏡下鼻内手術を施行した症例の術後管理において，内視鏡所見は非常に重要である．特に，術後再発傾向の強い好酸球性副鼻腔炎においては，その篩骨洞粘膜の内視鏡所見をもとに病態を評価し，それに応じた術後ケアが必要である．

好評増大号

Monthly Book
エントーニ

ENTONI No.263

MB ENTONI No.263　2021年10月　増大号
160頁　定価5,280円（本体4,800円＋税）

エキスパートから学ぶ
最新の耳管診療

編集企画　仙塩利府病院耳科手術センター長　小林俊光

本邦では薬事承認を受けたバルーン耳管開大術、2020年に保険適用された耳管ピン挿入術と今後の新規医療としての普及が期待される耳管診療について、エキスパートにより解説！！

☆CONTENTS☆

←詳しくはこちらを check !

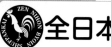

全日本病院出版会　〒113-0033 東京都文京区本郷 3-16-4　Tel：03-5689-5989
www.zenniti.com　Fax：03-5689-8030

MB ENT, 293：43-52, 2024

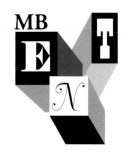

◆特集・みみ・はな・のど診療に内視鏡をどう活かすか？

鼻内内視鏡手術（主に慢性副鼻腔炎に対する内視鏡下副鼻腔手術について）

柏木隆志[*1]　春名眞一[*2]

Abstract　本邦において，鼻内手術が普及されはじめたのは1980年頃からである．副鼻腔炎の病態の軽症化に伴い根治手術から保存的加療が求められ，副鼻腔粘膜を温存し，副鼻腔の換気と排泄を促し，病的粘膜の改善を目指す手術が選択されるようになった．1985年にStammberger, Kennedyらの提示したfunctional endoscopic sinus surgery（FESS）は世界的に波及し，内視鏡下手術が普及することとなった．しかし，現在では鼻茸を伴う副鼻腔炎が増加し，OMCの開放だけでは副鼻腔炎の改善が期待できず，ESSという名称が一般的となっている．

　ESSの基本概念は以下の3つからなる．① 内視鏡下に正確な隔壁の除去と自然口を拡大し，十分な換気と排泄ルートを作成（副鼻腔の単洞化），② 粘膜保存，③ 鼻中隔弯曲による中鼻甲介，上鼻甲介の偏移など鼻腔形態を是正し，鼻内気流を適正化する．

　ESSにおいて重要なことは，鼻の解剖 valiation は個人によって異なるため，事前にCTを読影し，副損傷を避けながら最大限に副鼻腔を開放することである．

Key words　慢性副鼻腔炎（chronic rhinosinusitis），内視鏡下副鼻腔手術（endoscopic sinus surgery），副鼻腔腫瘍（sinus tumor）

鼻内手術の歴史

　本邦において，鼻内手術が普及されはじめたのは1980年頃からである．副鼻腔炎の病態の軽症化に伴い根治手術から保存的加療が求められ，副鼻腔粘膜を温存し，副鼻腔の換気と排泄を促し，病的粘膜の改善を目指す手術が選択されるようになった．

　鼻内手術により上顎洞根治術による頬部の瘢痕や術後性上顎嚢胞の発生が減少する有意点があるが，視野が狭小である環境下での手術は合併症の発生もあり，高度な技術が必要であった．そこで顕微鏡や内視鏡などの光学機器が導入された．しかし，顕微鏡下での経鼻手術は外鼻孔からのアプローチとなるため進入路が狭く，奥深い部位の副鼻腔操作は困難であり，内視鏡が多く選択される

ようになった[1]．しかし，内視鏡手術では術野が広角に描出され，また手術操作が片手になるデメリットもある．

　1985年にStammberger, Kennedyらの提示したfunctional endoscopic sinus surgery（FESS）は世界的に波及し，内視鏡下手術が普及することとなった[1,2]．FESSの概念は1965年にNaumannの提唱したものと同様であり[3]，前篩骨洞，前頭洞，上顎洞病変に対し，中鼻道のostiomeatal complex（OMC）の病変を除去し，換気，排泄を促すことで改善につながる，という考え方である．しかし現在では，鼻茸を伴う副鼻腔炎が増加し，OMCの開放だけでは副鼻腔炎の改善が期待できず，ESSという名称が一般的となっている[4]．

　ESSの基本概念は1991年にTakahashi-Moriyama conceptと称されて以下の3つからなる（図1）．

[*1] Kashiwagi Takashi, 〒321-0293 栃木県下都賀郡壬生町北小林880　獨協医科大学耳鼻咽喉・頭頸部外科, 講師
[*2] Haruna Shinichi, 同, 主任教授

- 十分な換気と排泄ルートの作成
    - 内視鏡下の正確な操作による隔壁の除去と自然口の開大
    - endoscope:0° & 70°

    副鼻腔の単洞化

- 粘膜保存（Mucosal preservation）

    生理的治癒

- 鼻腔形態の是正（左右対称）
    - 鼻中隔弯曲（とくに上部）の是正
    - 中・上鼻甲介の是正と保存：基板の除去

    鼻内気流の適正化

図 1. ESS の基本概念 Takahashi-Moriyama concept

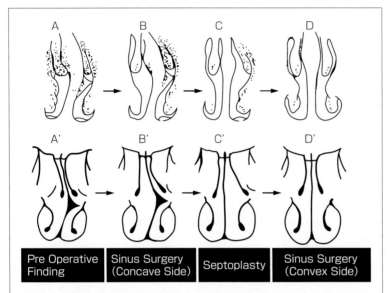

| Pre Operative Finding | Sinus Surgery (Concave Side) | Septoplasty | Sinus Surgery (Convex Side) |

図 2.
高橋式鼻内整形手術

1．内視鏡下に正確な隔壁の除去と自然口を拡大し，十分な換気と排泄ルートを作成（副鼻腔の単洞化）

　篩骨胞の隔壁を除去し，篩骨洞を単一洞にする．不十分な隔壁の切除は術後の度重なる感染によって隔壁形成や瘢痕狭窄による閉鎖腔を形成し，病巣の再燃化の原因となる．そのとき重要な指標として第1基板（鈎状突起），第2基板（篩骨胞），第3基板（中鼻甲介），第4基板（上鼻甲介）がある．基板を指標として篩骨蜂巣の隔壁を残存のないように可及的に単洞化する．さらに70°内視鏡を用い明視下に前頭洞，上顎洞の自然口も可及的に開大し，蝶形骨洞も病変があれば自然口あるいは前壁を開放することで，副鼻腔全体を単洞化することができる．

2．粘膜保存

　術後の副鼻腔粘膜の最上皮化には粘膜保存が重要である．内視鏡を用いて病的粘膜の骨面を露出しないように切除することが重要である．

3．鼻中隔弯曲による中鼻甲介，上鼻甲介の偏移など鼻腔形態を是正し，鼻内気流を適正化する

　鼻中隔弯曲により中鼻甲介や上鼻甲介の偏移に伴う OMC の狭窄や狭小化を是正するために鼻中隔の矯正，特に上部の弯曲の矯正が必要である．さらに，基板を鉗除することで中鼻甲介や上鼻甲介の偏移を矯正し，各鼻道や嗅裂部位に適正な間隙ができ，鼻内気流の適正化ができる．また，中鼻甲介蜂巣が存在する場合には鉗除し，下鼻甲介肥大や鼻中隔結合組織肥厚を認める場合は粘膜切除を行う．

　鼻腔形態異常を是正し，左右の形態をできるだけ対称にして副鼻腔の換気と排泄を促し，副鼻腔の治癒と粘膜病変の改善を目指す（高橋式鼻内整

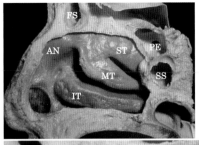

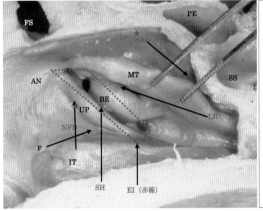

AN: Aggar nasi （鼻堤）
IT: Inferior turbinate （下鼻甲介）
MT: Middle turbinate （中鼻甲介捲板）
ST: Superior turbinate （上鼻甲介捲板）
PE: Posterior ethmoid sinus （後篩骨洞）
SS: Sphenoid sinus （蝶形骨洞）
FS: Frontal sinus （前頭洞）
UP: Uncinate process （鈎状突起）
BE: Bulla ethmoidalis （篩骨胞）
F: Fontanelle （膜様部）
NFD: Nasofrontal duct: （鼻前頭管）
SH: Semilunar hiatus （半月裂孔）
EI: Ethmoidal infundibulum （篩骨漏斗）
LR: Lateral recess （側窩）
SER: Sphenoethmoidal recess （蝶篩陥凹）
（青色は間稜に付けられた名称）

図 3. 鼻腔側壁の解剖

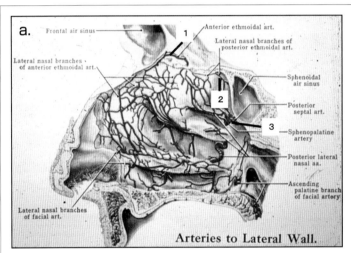

a．鼻腔側壁での血管走行　　　　　　　　　　b．基板基部での血管走行[6]

図 4. 鼻腔側壁の解剖

形手術，鼻腔整復術)[5]（図2）コンセプトは現代になっても変わらず鼻内手術の最大のポイントといえる．

鼻内の解剖

ESS における問題点は，患者により副鼻腔の valiation が異なることである．そのため，事前の CT 読影による解剖学的な理解が重要である．複雑な形態を有する篩骨蜂巣を開放していく過程において，前方に立ちはだかる隔壁が篩骨洞であるのか，蝶形骨洞であるのか，頭蓋底であるのか，眼窩壁であるのかを判断しなければいけない．そのためには目印となる指標を定め，図3に示すように進む方向と深さを確認しながら開放を行うことが重要である．

次に，鼻腔側壁を走行する血管の分布[6]を示す

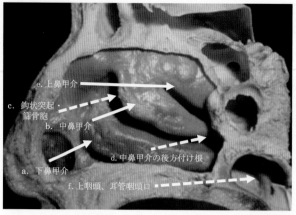

〈チェックポイント〉

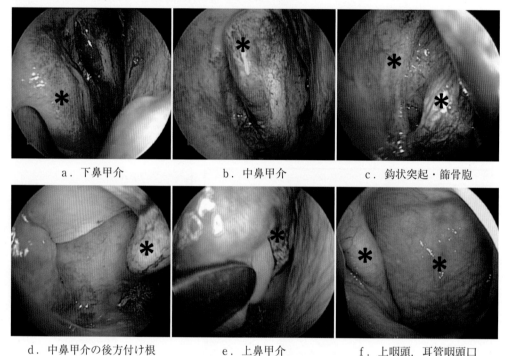

a．下鼻甲介　　　　　　b．中鼻甲介　　　　　　c．鈎状突起・篩骨胞

d．中鼻甲介の後方付け根　　　e．上鼻甲介　　　　f．上咽頭，耳管咽頭口

図 5. 直視鏡による術前のチェックポイント

（図 4）．鼻腔側壁の栄養血管は前篩骨動脈，後篩骨動脈，蝶口蓋動脈の 3 つが主な血管である．

　① **前篩骨動脈**：内頸動脈の枝の眼動脈より分岐し，眼窩の内側上部より前篩骨洞天蓋を横断する．鼻腔の外側，鼻中隔の前上部，前頭洞，前篩骨洞に分布する．中鼻甲介基板の天蓋基部付近を走行するので同部の処置の際には十分注意する（断裂すると断端が眼窩内に引き込まれ，眼窩内で出血する）．

　② **後篩骨動脈**：同じく内頸動脈の枝である眼動脈を経由して眼窩の内側上部より後篩骨洞天蓋を

横断し鼻腔内に入る．上鼻甲介基板の天蓋付近を走行するが，前篩骨動脈に比べ細く血管が天蓋骨の上方を通過することが多いため損傷の危険は前篩骨動脈に比べ少ない．

　③ **蝶口蓋動脈**：顎動脈は下顎後方にて外頸動脈から分岐し翼口蓋窩に入り，後上歯槽動脈，眼窩下動脈，下行口蓋動脈，そして蝶口蓋動脈を分岐する．その後，蝶口蓋動脈は蝶口蓋孔から鼻腔に入る．鼻腔に入った直後に外側後鼻枝と中隔後鼻枝に分かれる．外側後鼻枝は各甲介の後端から甲介の前方に向かって枝分れする．中隔後鼻枝は蝶

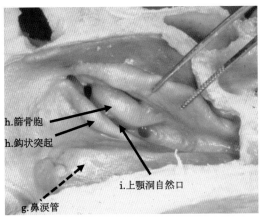

h.篩骨胞
h.鈎状突起
i.上顎洞自然口
g.鼻涙管

チェックポイント：

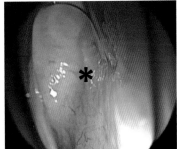
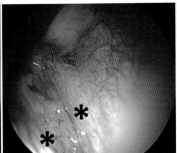
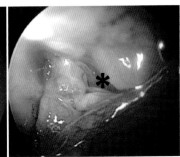

g．鼻涙管　　　　　　h．鈎状突起・篩骨胞　　　　i．上顎洞自然口

図 6．斜視鏡による術前のチェックポイント

図 7.
前篩骨洞開放の実際
チェックポイント：中鼻甲介
前端，鈎状突起，篩骨胞

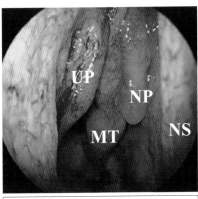
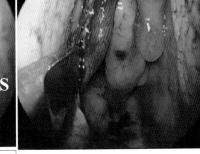

MT: Middle turbinate（中鼻甲介）
UP: Uncinate process（鈎状突起）
NP: Nasal polyp（鼻茸）
NS: Nasal septum（鼻中隔）

図 8.
前篩骨洞開放後
　a：鈎状突起（第1
　　基板）切除後．右
　　鼻
　b：篩骨胞（第2
　　基板）切除後．右
　　鼻腔

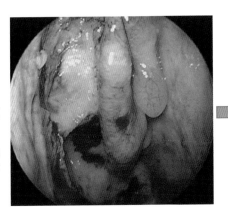
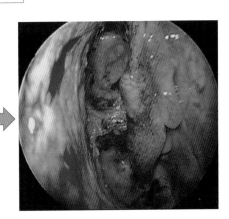

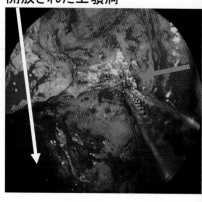

開放された上顎洞

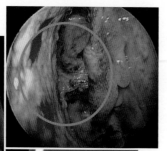

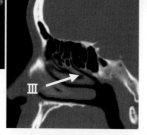

図 9.
後部篩骨洞の開放

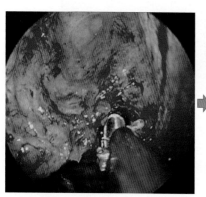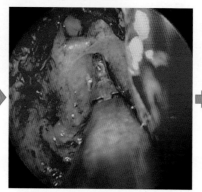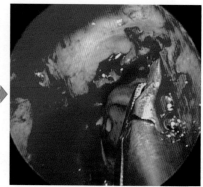

図 10. 後部篩骨洞の開放(2) 上方の開放

篩陥凹で蝶形骨洞自然口の下方を通り，鼻中隔へ
と分布する．

副鼻腔手術の実際

まず，直視鏡にて術前に確認するべきチェック
ポイントを図5，70°斜視鏡にて確認するべき
チェックポイントは図6に示す．術前に観察して
おくことで解剖の理解が深まり，安全な副鼻腔の
開放につながる．

次に，各々の副鼻腔開放の方法を，実際の手術
写真とともに述べる．なお，手術写真と所見は第
10回獨協医大内視鏡手術解剖テキスト[7]より引用
し，一部改変したものである．

1．前篩骨洞の開放

図7のように鈎状突起(第1基板)に粘膜刀で切
開を加える．この時メスを垂直方向よりも外側

（眼窩側）に向けない．ゴルフ型の剝離子で手前に
起こしてから彫骨器で鉗徐してもよい．眼窩内側
壁に注意する必要がある．鈎状突起の残りを彫骨
器で平らに鉗徐した後，截除鉗子上開で篩骨胞上
方を除去する．篩骨胞の下方は直の截除鉗子を用
いると開放しやすい．前篩骨洞開放後の所見を図
8に示す．

2．後部篩骨洞（第3基板）

中鼻甲介捲板と，第3基板の移行線上で，中鼻
甲介後端から7～8 mm の部位を摂子で穿破する
（図9）．穿破後，同部位に直鋭匙鉗子前開を挿入
し，開いた状態で抜去する．第3基板以降の空間
が確認できるため，彫骨器上開や截除鉗子上開を
用いて上方の鉗除を行う（図10）．このとき前篩骨
洞脈に注意が必要である．

また，第3基板および他の基板の内側上方の処

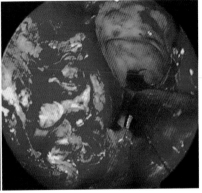

図 11.
後部篩骨洞の開放(3)
外側，下方の開放

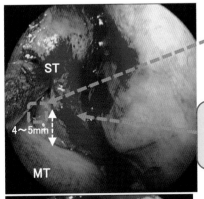

第1穿破部位

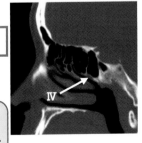

確認部位：
上鼻甲介の後端、
蝶篩陥凹の深さ

4〜5mm

ST

MT

図 12.
嗅裂，上鼻道の処置
(第4基板の処置)(1)
ST ：上鼻甲介
MT：中鼻甲介

置の際には頭蓋底に注意する．硬膜が低い位置に存在するため，髄液漏を起こす危険性がある．第3基板の外側は眼窩紙様板に注意しながら截除鉗子上開などで行い，下方は彫骨器下開を用いて行う(図11)．下方では外側後鼻枝に注意が必要である．第3基板後方の切除範囲は彫骨器下開で上鼻甲介が確認できるまでとする．

3．嗅裂，上鼻道の処置(第4基板の処置)

第4基板より後方の隔壁の開放は，必ず嗅裂側から蝶形骨洞の自然口の深さ，すなわち蝶形骨洞前壁の深さを確認するようにする．第4基板の第1穿破部位は，上鼻甲介の捲板と基板の移行線上で後端から約4〜5 mm上方の部位である．第4基板は不完全基板なので存在しないこともある．図12では嗅裂側から上鼻道を開放している．上鼻甲介を確実に露出する．上鼻甲介後方の基部より下方には蝶口蓋孔からの外側後鼻動脈が通過している．上鼻甲介を露出し，上端，下端を明らかにすることで蝶形骨洞開放の際，第1穿破部位が決められる．上鼻道を開放後，嗅裂側から蝶形骨洞自然口の位置を確認し，篩骨洞側から上鼻甲介基板の内下方を穿破している(図13)．

4．前頭洞

前頭洞開放には70°斜視鏡を用いる．図14に示

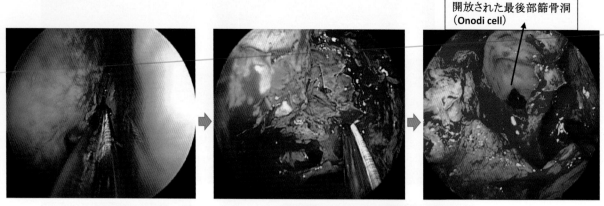

図 13. 嗅裂，上鼻道の処置（第4基板の処置）(2)

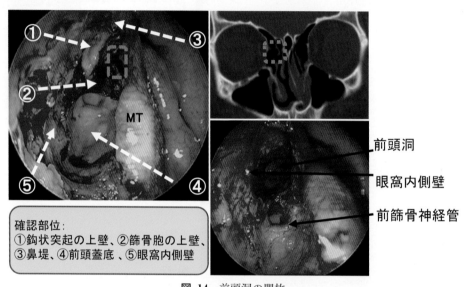

確認部位：
①鈎状突起の上壁、②篩骨胞の上壁、
③鼻堤、④前頭蓋底、⑤眼窩内側壁

図 14. 前頭洞の開放
前頭洞の第1穿破部位：中鼻甲介と鈎状突起の隙間の最前部

すとおり，前頭洞の第1穿破部位は中鼻甲介と鈎状突起の隙間の最前部である（青い点線部位）．開放する前に，以下の5つを確認しなければいけない．①鈎状突起の上壁，②篩骨胞の上壁，③鼻堤，④前頭蓋底，⑤眼窩内側壁である．確認を怠ると頭蓋底や眼窩損傷に直結するため，もっとも注意すべき点ともいえる．ゾンデや西端式強弯鉗子で前頭洞を穿破すると，内部から膿汁の流出を確認できる．細截除鉗子弱弯上開で上壁の前方を鉗除し，細彫骨器強弯下開で上壁の後方を鉗除する．前頭蓋底，前篩骨動脈に注意が必要である．前頭洞が大きく開放された図を図14右下に示す

5．上顎洞

上顎洞の開放は自然口が確認できれば，そこを

きっかけに開放するのが安全である．しかし，出血や polyp のため自然口が確認できない場合には闇雲に穿刺するのは危険である．その場合は，膜様部メスで鈎状突起の水平部に下鼻甲介の肩に沿って切開を後方に向かって入れる．眼窩紙様板に注意し，このときのメスの向きは8時方向より下方で行うとよい．その後，膜様部メスで切開線を前後に伸ばし，切開部の隙間を開大する．截除鉗子前開で膜様部の後方を鉗除，截除鉗子弱弯上開で膜様部の上方を鉗除．截除鉗子弱弯 backward で膜様部の下方と前方を鉗除する．大きく開放された上顎洞を示す（図15）．前方を鉗除するときは鼻涙管に注意して行う．

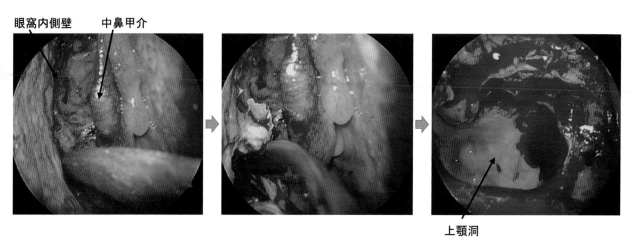

眼窩内側壁　中鼻甲介

上顎洞

図 15. 上顎洞の開放

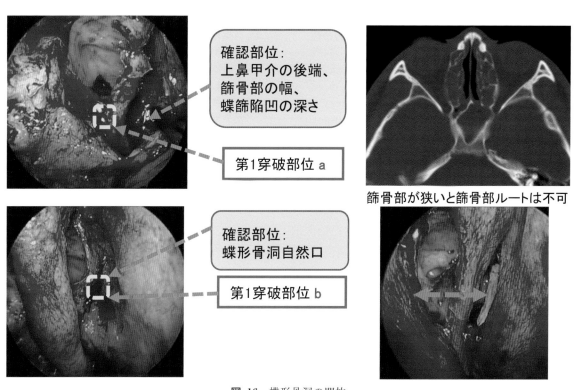

確認部位：
上鼻甲介の後端、
篩骨部の幅、
蝶篩陥凹の深さ

第1穿破部位 a

篩骨部が狭いと篩骨部ルートは不可

確認部位：
蝶形骨洞自然口

第1穿破部位 b

図 16. 蝶形骨洞の開放
a：篩骨部ルート．上鼻甲介後端基部の外側
b：鼻部ルート．蝶形骨洞自然口

6．蝶形骨洞

　蝶形骨洞開放の際も上鼻甲介付着部と蝶形骨洞前壁の深さを確認し，CT で前壁の幅を確認してから開放処置に移る．蝶形骨洞は篩骨洞から蝶形骨洞前壁篩骨部を開放する a ルートと，嗅裂側から自然口を開大する b ルートがある（図16）．どちらを選択するにしても再閉鎖しないように大きく開放する必要がある．両方のルートを開放すると術後の再閉鎖が少ない．術前に視神経管の走行や，Onodi cell の有無を確認することも重要である．

まとめ

　今回主に慢性副鼻腔炎に対する内視鏡下副鼻腔手術（ESS）についての歴史と実際の手技について解説した．鼻の解剖 valiation は個人によって異な

るため，事前に CT を読影し，副損傷を避けながら最大限に副鼻腔を開放することが重要である．

参考文献

1) Stammberger H：Endoscopic surgry for mycotic and chronic recurring sinusitis. Ann Otol Rhinol Laryngol, **94**(supple 119)：1-11, 1985.
   Summary 副鼻腔炎を繰り返すほとんどの症例で，感染は鼻から大きな副鼻腔に広がっており，その多くは篩骨洞から上顎洞に多い．著者の術式では篩骨洞，上顎洞を開放し，病的粘膜を摘除することで，副鼻腔の機能を温存した内視鏡手術が可能である．

2) Kennedy DW, Zinreich SJ, Rosenbaum AE, et al：Functional endoscopicsinus surgery：Theory and diagnosis. Arch Otolaryngol, 111：576-582, 1985.

3) Naumann H：Pathologische Anatomie der chronischen Rhinitis and Sinusitis, in Proceeding Ⅷ International Congress of Oto-rhinolaryngology：80, Amsterdam：Excerpta Media, 1965.

4) Wormald PJ：Endoscopic resection of pituitary tumors. Esther B(ed)：166-173, Endoscopic sinus Surgery：Anatomy, Three-Dimensional Reconstruction, and Surgical Technique. Second Edition, E Bumpert：Thieme, New York, 2008.

5) 高橋健三：高橋式鼻内整形手術．耳喉, **32**：5-22, 1960.

6) 窪田一胤：副鼻腔の臨床解剖図説　篩骨洞を中心として．日耳鼻会報, **71**：1-19, 1968.

7) 春名眞一，柳　清ほか：獨協医大内視鏡手術解剖テキスト：11-20, 2020.

MB ENT, 293：53-61, 2024

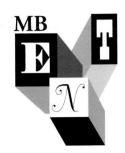

◆特集・みみ・はな・のど診療に内視鏡をどう活かすか？

経鼻内視鏡下手術
（鼻副鼻腔腫瘍，頭蓋底腫瘍）

新井智之[*1]　花澤豊行[*2]

Abstract　内視鏡および手術機器，手術支援システムの性能の向上に伴い，経鼻内視鏡下手術の適応は拡大し手術方法も改良されてきた．従来の外切開の手術に比べ，低侵襲かつ，病変を明視下に置き，より正確な操作が可能であるメリットを生かし，鼻副鼻腔外に進展した腫瘍や，鼻副鼻腔悪性腫瘍の前頭蓋底進展例に対しても積極的に行われるようになっている．経鼻内視鏡下前頭蓋底手術においては，2022年4月に保険収載を果たし，今後より多くの施設へ普及していくと考えられる．手術支援機器の発展とともに，今後もさらに顔面の深部の病変へ適応が拡大していくと考えられるが，標的となる病変へもっとも合理的にアプローチするための一つとして経鼻内視鏡下手術を認識し，重篤な合併症を引き起こすことなく発展させていくことが望まれる．

Key words　鼻副鼻腔腫瘍（rhinosinus tumor），翼口蓋窩（pterygopalatine fossa），眼窩（orbit），経鼻内視鏡下前頭蓋底手術（endonasal skull base surgery），手術支援システム（surgical support system）

はじめに

　高解像度の内視鏡の出現，powered instruments（マイクロデブリッダーや内視鏡用ドリル），止血デバイス，術中ナビゲーションシステムなどの手術支援機器の発展により，経鼻内視鏡下手術は目まぐるしく進歩を遂げてきている．炎症性疾患から腫瘍性疾患へ，良性腫瘍から悪性腫瘍へ，そしてさらには鼻副鼻腔内疾患から鼻副鼻腔外疾患へアプローチが可能になってきており，鼻副鼻腔領域外の腫瘍や，鼻副鼻腔腫瘍の前頭蓋底進展例といったadvanced caseへ拡大，応用されてきている．経鼻内視鏡下手術は，従来の外切開の手術に比べ，頭部や顔面に傷が残らず侵襲性が低いことに加え，操作を行う部位に近接し明瞭な視野を得ることができるため，腫瘍性病変に対してより正確な切開ラインの設定や処理が可能となることも大きなメリットとなる．この稿では，拡大，応用の進む経鼻内視鏡下手術の今日の適応の限界について考察し，後半では主に，2022年4月より保険収載を果たした経鼻内視鏡下前頭蓋底手術を安全かつ確実に行うためのポイントについても述べたい．

鼻副鼻腔良性腫瘍に対する手術

　鼻副鼻腔内反性乳頭腫（inverted papilloma：IP）は鼻副鼻腔領域に発生するもっとも頻度の高い良性腫瘍の一つである．前頭洞外側や眼窩上蜂巣の一部など，外切開でのアプローチが必要となる部位も存在するが，鼻外手術に変わり内視鏡下手術が第一選択となっている．IPでは術後の再発が問題となるため，腫瘍基部の処理が極めて重要となる．IPでは腫瘍基部が化骨をきたしやすいことが知られており，術前のCTで6～9割の症例において腫瘍基部に何らかの骨変化を認めるとの報告があり，腫瘍基部の推定は術前プランニングに

　*1　Arai Tomoyuki，〒260-8677　千葉県千葉市中央区亥鼻1-8-1　千葉大学大学院医学研究院耳鼻咽喉科・頭頸部腫瘍学，助教
　*2　Hanazawa Toyoyuki，同，教授

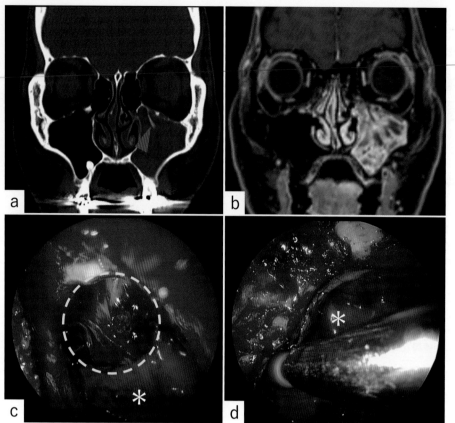

図 1.
左上顎洞内反性乳頭腫症例
　a：CT 環状断で左眼窩底に基部を疑う化骨性変化を認める（赤矢尻）
　b：造影 MRI T1 強調像環状断で左上顎洞に IP に特徴的な脳回様構造を認める
　c：周囲と癒着がないことを確認し，基部（黄色い点線）を残し分割切除を行った．＊は上顎洞後壁
　d：安全域を確保して基部周囲の粘膜を剥離後，化骨性変化をきたしていた基部をドリルで削開した．＊は上顎洞後壁

も影響するため重要である．実際の手術では，腫瘍基部を明視下におき，周囲に正常粘膜をつけて剥離・切除し，迅速病理診断で切除断端に腫瘍がないことを確認したのち，腫瘍が残存している可能性のある基部の化骨性変化をドリルで削開する，attachment-oriented surgery[1]が基本となる（図1）．腫瘍基部の位置によっては，患側のみのアプローチでは器具の自由な操作が難しい場合があり，鼻中隔を一度開放して，対側から手術器具やカメラを挿入するアプローチ法の工夫も報告されている[2]．

鼻副鼻腔悪性腫瘍に対する手術

　嗅神経芽細胞腫に対する経鼻内視鏡下前頭蓋底手術については後述するが，扁平上皮癌・腺癌・粘膜メラノーマなどの鼻副鼻腔悪性腫瘍に対しても，腫瘍の局在や大きさによっては経鼻内視鏡単独での手術が可能である．これらは高悪性度であることが多く，低悪性度の腫瘍と異なり分割切除が許容されず，より十分な安全域を確保することが求められるため，外切開手術か内視鏡併用での手術が行われることが多いが，鼻副鼻腔内に限局，もしくは安全域が確保可能な鼻副鼻腔外に一部だけ浸潤している場合には経鼻内視鏡下手術の適応となる．適応は限られるものの，経鼻内視鏡下手術では，術野を拡大し明瞭な視野を得ることが可能であるため，外切開手術に比べマージンスタディが行いやすく，切除断端陰性が得られる率が高くなる可能性が指摘されている．近年では，高悪性度の腫瘍に対しても，分割切除後に術後放射線治療を行い，良好な治療成績を報告している論文も散見され，内視鏡単独手術が有用であることを示しているが，現時点では分割切除が許容されるまでの明確なエビデンスは確立していないため，内視鏡単独での一塊切除が困難な高悪性度の鼻副鼻腔悪性腫瘍に対しては，我々は内視鏡単独での分割切除は行わず，外切開との併用手術での一塊切除を基本としている．

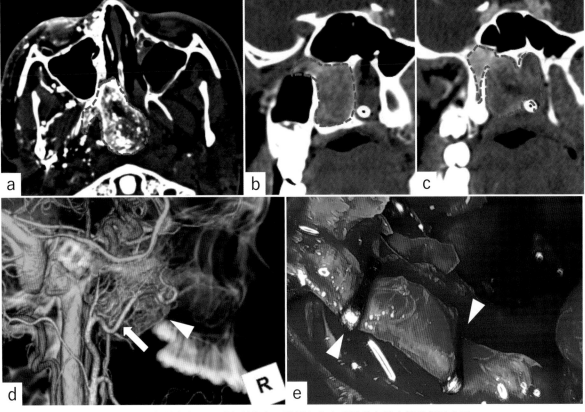

図 2. 右翼突窩および中頭蓋底に進展した右鼻腔若年性血管線維腫症例

a：造影CT 軸位断(動脈相)．赤い点線は腫瘍を囲んでいる

b：造影CT 環状断の蝶口蓋孔レベル．左鼻腔に胃管が留置されている

c：造影CT 環状断の翼突板レベル

d：3DCT．白矢尻で示された黄色部分が腫瘍であり，その腫瘍を顎動脈(白矢印)が栄養していることが確認され，前日に栄養血管の塞栓術を施行したうえで手術に臨んだ

e：術中に行った顎動脈のクリッピング．白矢尻はクリップを示す

鼻副鼻腔領域外へのアプローチ

　翼口蓋窩や眼窩内に存在，もしくは進展する腫瘍に対しても，経鼻内視鏡下手術は応用されてきている．

1．翼口蓋窩，側頭下窩

　翼口蓋窩および側頭下窩は顔面の深部にあたり，頸部と頭蓋底の境界領域である．同部位に発生する腫瘍は稀で，同部位を単独で手術することは少なく，隣接する鼻副鼻腔からの腫瘍の進展例に対して操作を要する場合が多い．顎動脈や翼突筋静脈叢などがあるため，出血のコントロールが手術を行ううえでの重要な課題となり，内視鏡単独での操作の適応は限定的となる．現在適応とな

る病変は若年性血管線維腫などの良性腫瘍が中心であり，内頸動脈より内側に存在する病変がよい適応となる[3]．当科でも内側翼突板の一部を破壊し，翼突窩および中頭蓋底にまで進展した巨大な若年性血管線維腫に対し，術前に栄養血管である顎動脈を塞栓し，経鼻内視鏡下翼口蓋窩アプローチで摘出し得た症例を経験している(図2)[4]．今後の手術機器の発展により，手術適応となり得る領域はより拡大する可能性はあるが，内頸動脈を越える場合はorbitozygomatic approachでの操作が必要となる．

2．眼　窩

　眼窩も耳鼻咽喉科にとって境界領域だが，鼻性眼窩内合併症や眼窩壁骨折，鼻涙管狭窄などに対

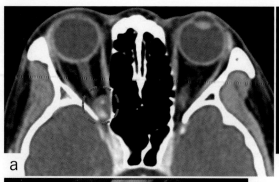

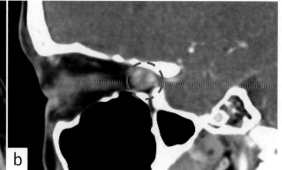

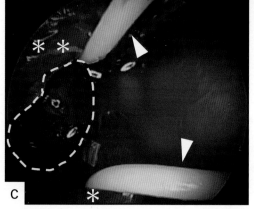

図 3.
右眼窩先端部化膿性肉芽腫症例
a：造影 CT 軸位断．赤い点線は腫瘍を囲んでいる．腫瘍
は筋円錐内に存在している
b：造影 CT 矢状断
c：術中所見．黄色い点線は腫瘍を囲んでいる．内直筋
（＊＊），下直筋（＊）をそれぞれ血管テープ（白矢尻）で
牽引して腫瘍にアプローチした

して内視鏡単独でのアプローチが施行されること
も多く，手術操作が眼窩内に及ぶ機会は少なくな
い．眼窩は内側と下方をそれぞれ篩骨洞と上顎洞
に囲まれているため，眼窩内に発生した腫瘍に対
しても経鼻内視鏡下でのアプローチが比較的行い
やすい領域である．ここでは悪性腫瘍で眼球温存
が困難な症例に対する手術操作については触れ
ず，視機能の温存が望ましい良性腫瘍について述
べる．術前には視力，眼圧，眼瞼・結膜・眼底所
見，眼球運動，視野などの視機能の評価が重要で
あり，眼科との十分な連携が必須となる．過剰な
眼窩骨膜の開放は眼窩内脂肪の突出につながり操
作をより困難とするため，病変に最短で到達でき
るアプローチ法の選択が原則となる．病変が筋円
錐の中か外か，視神経の内側か外側か/頭側か尾
側か，眼球後方の近傍か眼窩先端部か，がアプ
ローチを選択するうえでの基準となり，眼窩内側
下方かつ，筋円錐の外側の病変は経鼻内視鏡下で
のアプローチのよい適応となる．筋円錐内部の腫
瘍の場合は，どの外眼筋間が進入に適するかも検
討する必要がある．術野では眼窩内脂肪により操
作部位を正常構造物から同定することは極めて難

しいが，外眼筋は同定可能であることが多く，進
入方向や深さの同定のメルクマールとなる重要な
組織である[5]．当科でも眼窩先端部の化膿性肉芽
腫に対する経鼻内視鏡下手術を経験している．鼻
中隔開窓により両側の鼻孔からアプローチを行
い，眼窩骨膜を切開した後，内直筋と下直筋に血
管テープをかけて牽引することで腫瘍を明視下に
置き，栄養血管の焼灼・切断の後に摘出すること
が可能であった（図 3）．経鼻内視鏡単独でのアプ
ローチによる摘出が困難な場合には，外切開単独
や外切開と内視鏡を併用したアプローチが必要と
なる．腫瘍の局在によっては，下眼瞼切開などの
前方アプローチや，眼窩外側壁を開放して眼球後
面に進入する側方アプローチ，さらには脳神経外
科医による keyhole surgery[6]を含む経頭蓋的ア
プローチを検討すべきである．

経鼻内視鏡下前頭蓋底手術

　頭蓋底切除を要する鼻副鼻腔腫瘍は，以前は全
例で開頭が必要となり，極めて高侵襲な手術で
あったが，1990 年代半ばからトルコ鞍領域に対す
る手術として経鼻内視鏡下頭蓋底手術が報告さ

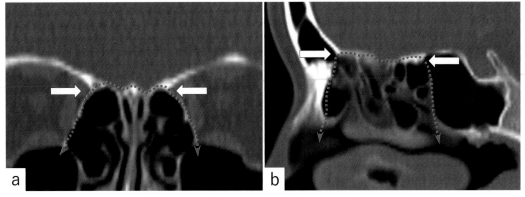

図 4. 内視鏡下前頭蓋底悪性腫瘍手術の適応範囲（矢印間）
a：左右では眼窩紙様板まで，上方は硬膜まで
b：前後方向では前頭洞の後壁下端から蝶形骨洞前壁まで

れ，その後，悪性腫瘍に対しての報告も増えてき
ている．当科でも 2011 年より経鼻内視鏡下前頭蓋
底手術を導入し今日に至る．経鼻内視鏡下前頭蓋
底手術は 2022 年 4 月より保険収載を果たし，嗅神
経芽細胞腫をはじめとする鼻腔および篩骨洞を中
心として発生する悪性腫瘍の切除においては，従
来の開頭手術と比較しても，遜色ない治療成績が
得られる必要度の高い手術術式となった．2018 年
に行われた全国アンケートの解析結果からは，回
答の得られた 433 施設中，鼻副鼻腔悪性腫瘍に対
して頭蓋底手術を施行する施設は 95 施設（21.9%）
存在し，頭蓋底手術に内視鏡下経鼻手術を単独，
もしくは併用として導入している施設は 82 施設
（18.9%）存在することが確認されたが[7]，保険収
載を果たしたことにより，本術式は今後さらに多
くの施設に普及していくものと考えられる．本術
式は，メインとなる腫瘍の切除と頭蓋底再建の前
までに，鼻中隔粘膜弁の作成，篩骨洞郭清，前頭
洞手術（Draf type Ⅲ），場合によっては medial
maxillectomy などを確実に完了させておく必要
があり，まさに色々な鼻副鼻腔手術の複合体から
なる高難度の術式といえる．すべての手術に共通
していえることではあるが，工程の多い長時間を
要する手術のため，「術前プランニング」「良好な
視野の確保」「オリエンテーションを見失わないこ
と」が本術式の完遂には特にポイントとなる．内
視鏡単独での前頭蓋底切除の適応となる悪性腫瘍
の進展範囲は，左右では眼窩紙様板まで，前後方

向では前頭洞の後壁下端から蝶形骨洞前壁まで，
上方は硬膜までとされている（図 4）．嗅神経芽細
胞腫においては硬膜浸潤や，軽度の嗅索もしくは
脳浸潤までは内視鏡単独での手術適応に含めてい
る．また，腫瘍摘出可能な範囲のみではなく，頭
蓋底再建が内視鏡単独で確実に行える範囲である
かも，適応を決めるうえで大切なポイントとな
る．

本術式のもっともよい適応の一つである，嗅神
経芽細胞腫に対する定型的な手術の全体の流れを
示す[8]．

① 鼻腔内の観察と触診

ボスミンガーゼで粘膜を収縮させ，鼻腔内の観
察と触診を行う．術中迅速診断によるマージンス
タディが重要であることに論を俟たないが，最新
の腫瘍の状態が術前の画像検査や軟性鏡での評価
から変化していないか，スキップ病変が存在しな
いかなどの評価を十分に行う．

② 鼻中隔粘膜弁の作製（図 5-a）

鼻中隔粘膜弁は，通常，健側を利用して作製す
る．サイズの決定には CT 画像から頭蓋底欠損を
予め測定し，欠損よりも大きめに作製する．粘膜
切開の際には出血をできるだけ少なくするために
電気メスを用いる．軟骨からの剥離の際には腫瘍
が浸潤していないかを必ず確認する．栄養血管は
蝶口蓋動脈の中隔後鼻枝であり，蝶形骨洞の自然
口下端から後鼻孔の上縁までに存在するので，こ
れを含む粘膜を確実に温存する．欠損部分が広い

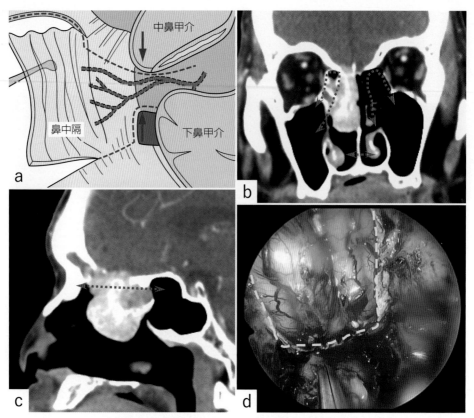

図 5. 経鼻内視鏡下前頭蓋底手術の全体の流れ

a：鼻中隔粘膜弁の作製．赤い点線は切開ラインを示す．粘膜弁の基部（矢印間）を外側に
　向かってしっかり切ることで，より前方に伸ばして使用できる

b：ワーキングスペースの確保（鼻中隔切除と篩骨洞郭清）．特に，鼻中隔の切り離しを
　行っておくことで，左右の鼻腔からアプローチできるようになり，頭蓋底切除に役立つ

c：腫瘍の分割切除．腫瘍細胞の播種防止のため，必ず電気メスや凝固能の強いデバイス
　で切除する

d：前頭蓋底切除．硬膜の後端を硬膜剪刀で切除している．黄色い点線は硬膜切除ライン
　を示す

ことが予想される場合には鼻腔底を含めて採取
し，頭蓋底前方までをしっかりと被覆したい場合
には蝶口蓋孔付近まで粘膜切開を行い，粘膜弁の
茎を長めに確保する．作製した粘膜弁はその後の
操作の際に誤って損傷しないように後鼻孔に確保
し，タンポンガーゼで覆って保護しておく．

③ ワーキングスペースの確保（図 5-b）

患側鼻腔を占拠する腫瘍の切除のために，早い
段階で両側の鼻孔からアプローチできるようにし
ておき，器械のワーキングスペースを確保する．
鼻中隔粘膜弁作製後の鼻中隔軟骨と骨は切除し，
患側の鼻中隔粘膜は腫瘍と合併切除する部分以外
は切り離しておく．篩骨洞の郭清を健側から始
め，患側の篩骨洞も腫瘍の浸潤がないかを確認し

ながら郭清し，腫瘍周囲のワーキングスペースも
確保する．術後に放射線治療が必要となることが
多いため，副鼻腔炎をきたしやすい患側の上顎洞
の内側壁は切除しておくことが望ましい．

④ 腫瘍の分割切除（図 5-c）

腫瘍周囲のワーキングスペースが確保できた
ら，腫瘍の分割切除に移る．この操作を行うこと
で，頭蓋底の骨切りのうち，特に蝶形骨洞前壁で
の切開が容易になる．腫瘍の分割切除において
は，できる限り腫瘍細胞の播種が生じる確率を軽
減させるため，電気メスを用いて，頭蓋底近くで
一度だけで腫瘍を切り落とすように行っている．

⑤ 前頭洞手術（Draf type Ⅲ）

両側ともに，中鼻甲介の前方で篩骨垂直板から

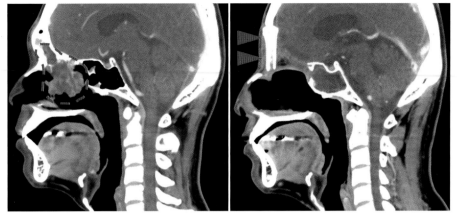

図 6．右鼻副鼻腔扁平上皮癌，前頭蓋底浸潤症例

a：造影 CT 矢状断．赤い点線は腫瘍を囲んでいる．本症例は前頭洞下端
　　後壁より前方の頭蓋底に浸潤を認めたため，脳神経外科と合同で外切開
　　による開頭でのアプローチを併用した

b：術後 1 年半後の造影 CT では，二次性の蝶形骨洞炎を認めるものの，
　　再発は認めていない．合併切除した前頭洞後壁があった部位は遊離腸骨
　　（赤矢尻）で再建している

前頭骨，上顎前頭突起にかけて逆 U 字に鼻腔粘膜切開を行い，後方へ粘膜を剥離する．腫瘍のため確認できないことがあるが，第・嗅糸を後方限界として，outside-in technique により Draf type Ⅲに準じた前頭洞底削開を行い，前頭洞を開放する．

⑥ 前頭蓋底切除（図 5-d）

篩骨洞天蓋にアプローチし，前・後篩骨動脈を凝固切断した後に，硬膜を破らないよう腫瘍周囲の頭蓋底骨をドリルで全周性に薄くなるように削開する．前方は前頭骨と篩板の接合部，後方は蝶形骨平面，側方は眼窩内側壁が骨削開の限界となる．頭蓋底骨を切離後，まずは前方で硬膜を切開し，側方，後方へ切開を進めていく．切開には下甲介剪刀と硬膜剪刀を用いている．大脳鎌をバイポーラで凝固切断し，さらに後方へ切離を進め，腫瘍の進展範囲によって嗅索や嗅球を凝固切断し，後方の硬膜を切断することで腫瘍が摘出される．

⑦ 頭蓋底再建

術後の髄液漏を確実に予防するため，大腿筋膜2 枚と手術の冒頭で作製しておいた鼻中隔粘膜弁による多層性再建を行う．大腿筋膜は 1 枚目を硬膜の内側に in-lay，2 枚目を硬膜上に on-lay し，その上から鼻中隔粘膜弁を over-lay で敷き当て

る．それぞれの固定にはフィブリン糊を用いている．粘膜弁を支えるための鼻内タンポンとして，粘膜弁上に非固着性シリコンガーゼを当てたうえで，頭蓋内に粘膜弁を押し込まない適切な圧で軟膏付きガーゼを鼻腔内に挿入して終了となる．

解剖学的限界を越える局所進行前頭蓋底悪性腫瘍に対しては，内視鏡単独手術による摘出が不可能なため，脳神経外科と合同で外切開による開頭でのアプローチの併用が必要となる（図 6）．外切開手術時も，内視鏡手術を併用することで，外切開単独手術に比べ，摘出検体の切除断端陰性率が有意に上昇する（切除断端陰性率：53.1％（外切開単独手術）vs 84.2％（併用手術））報告があり[9]，内視鏡手術の有用性は併用手術においても発揮される強みと考えられる．理由については前述した術野を拡大し明瞭な視野を得ることが可能であることが挙げられる．術前より内視鏡併用の外切開手術をプランニングする場合はもちろんのこと，内視鏡単独で手術を計画する場合でも，術中の状況を見極めて開頭に移行できるように事前に脳神経外科へ協力の依頼をしておくなどの配慮が望まれる．

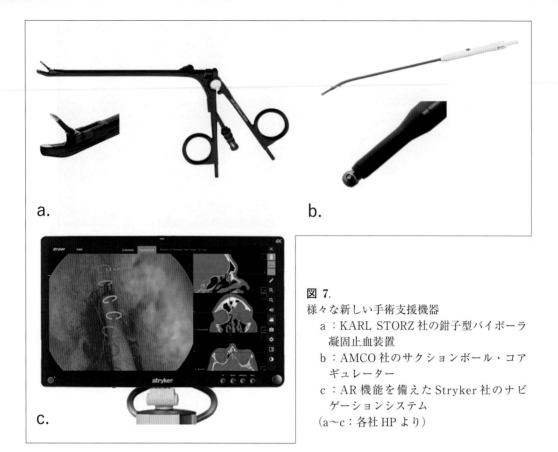

図 7.
様々な新しい手術支援機器
　　a：KARL STORZ 社の鉗子型バイポーラ
　　　凝固止血装置
　　b：AMCO 社のサクションボール・コア
　　　ギュレーター
　　c：AR 機能を備えた Stryker 社のナビ
　　　ゲーションシステム
　　（a〜c：各社 HP より）

新しい手術支援機器

　内視鏡の細径化，モニター画質の改良，イリ
ゲーションシステム，マイクロデブリッダーや
バー（ドリル）の性能の向上，新たな止血デバイ
ス，高精度化し新たな機能を備えたナビゲーショ
ンシステムの登場が経鼻内視鏡下手術のクオリ
ティーの向上に大きく寄与している．様々な止血
デバイスが新規に登場してきており，吸引チャン
ネルの付属したバイポーラ（図 7-a）や，吸引とソ
フト凝固が同時に可能なサクションボール・コア
ギュレーター（図 7-b）はワーキングスペースの少
ない鼻副鼻腔内の止血において非常に有用であ
る．ナビゲーションシステムにおいては，術前プ
ランニングとしてデータ画像に色付けや印付けな
どを行うことができ，プランニングに沿ってより
直感的に手術を進めることが容易となっている．
残念ながら当科ではまだ採用されていないが，
2022 年には AR（augmented reality：拡張現実）機
能をもつ機種も販売開始されており（図 7-c），

AR 機能によって機器の挿入方向を術中のモニ
ター映像に重ね合わせて表示することが可能と
なっており，目的とする腫瘍や空間に対しどの方
向にアプローチすべきか，危険構造物へ近接しよう
としていないかまで認識することができ，より確実
で安全な手術がサポートされるようになっている．

最後に

　経鼻内視鏡下手術の適応の拡大，応用について
これまで述べてきたが，手術アプローチの選択に
あたっては，決して経鼻内視鏡アプローチのみに
こだわることを推奨しているわけではない．標的
となる病変にもっとも合理的に到達できる手術ア
プローチを複数の選択肢から選択すべきであり，
その一つとして経鼻内視鏡アプローチがあるとい
うことを肝に銘じる必要がある．適応の拡大によ
り，より危険な構造物の近傍を操作することとな
り，それは新しいエリアにおける新しい合併症の
リスクとの背中合わせを意味するため，手術を受
ける患者を危険にさらすようなことがあっては決

してならない．内視鏡の性能の向上に伴い今まで見えていなかった構造物がより鮮明に視認できるようになったが，適切な距離感で術野を映し出すカメラワークを伴わなければ，機器の性能の向上は十分に発揮されない．すなわち，出血の少ないきれいな術野を作り，腫瘍の局在や危険構造物を「見切る」術者の「目」と「技術」の習熟が不可欠となる．適応が拡大している経鼻内視鏡下手術の研鑽においては，実臨床の中で定型的な内視鏡下鼻副鼻腔手術を1例ずつ確実に遂行していくことに加え，cadaverを用いた実習の有用性が極めて高いものと考えられる．外切開アプローチと比較して切除や剝離という点において，より高い精度の手術が提供できる経鼻内視鏡下手術は，今回述べた翼口蓋窩や眼窩，前頭蓋底の病変に加え，今後，中頭蓋底や斜台付近の病変もターゲットとして展開していくと考えられる．今後も内視鏡や手術器具，手術支援システムのさらなる性能の向上とともに，多くの熱意ある術者により様々な工夫がなされ，経鼻内視鏡下手術が安全な術式として発展していくことを期待したい．

参考文献

1) Landsberg R, Cavel O, Segev Y, et al：Attachment-oriented endoscopic surgical strategy for sinonasal inverted papilloma. Am J Rhinol, **22**：629-634, 2008.
   Summary　内反性乳頭腫では限局した基部を有することが多く，その基部を特定し処理することで最小限の効果的な切除が可能となる．

2) Omura K, Asaka D, Nayak JV, et al：Transseptal access with crossing multiple incisions for improved pedicle control and septum preservation："How I do it". Am J Rhinol Allergy, **15**：139-141, 2017.

3) 中川隆之：頭蓋底手術の適応と限界　内視鏡手術の場合．JOHNS, **31**(7)：855-858, 2015.

4) 山﨑一樹，花澤豊行，有本昇平ほか：経鼻内視鏡により切除し得た翼突窩および中頭蓋底に進展した若年性血管線維腫例．日鼻誌, **55**(2)：147-152, 2016.

5) 近藤聡英：眼窩内腫瘍の病態と治療．脳外誌, **31**：684-692, 2022.

6) Robinow ZM, Peterson C, Waldau B, et al：Supraorbital keyhole craniotomy via eyebrow incision：a systemic review and meta-analysis. World Neurosurg, **158**：509-542, 2021.
   Summary　眼窩眉上keyhole surgeryが，血管病変および腫瘍性病変に対して，前側頭開頭術に代わる，実現可能な低侵襲アプローチであることを示したメタアナリシス．

7) 花澤豊行，小林正佳，中川隆之ほか：本邦における鼻副鼻腔腫瘍に対する内視鏡下経鼻手術の現状と課題—全国アンケートからの解析結果—．日耳鼻会報, **121**：119-126, 2018.

8) 花澤豊行：経鼻内視鏡下前頭蓋底手術－全体の流れについて－．日鼻誌, **62**(1)：238-240, 2023.

9) Harvey RJ, Nalavenkata S, Sacks R, et al：Survival outcomes for stage-matched endoscopic and open resection of olfactory neuroblastoma. Head Neck, **39**：2425-2432, 2017.
   Summary　病期を一致させた嗅神経芽細胞腫に対する術後成績において，開頭手術群と比べ内視鏡治療群のほうが，良好な生存率とともに高い切除断端陰性率が得られた．

好評

＼小児の／
睡眠呼吸障害
マニュアル
第2版

編集　宮崎総一郎（中部大学生命健康科学研究所特任教授）
千葉伸太郎（太田総合病院附属睡眠科学センター所長）
中田　誠一（藤田医科大学耳鼻咽喉科・睡眠呼吸学講座教授）

2020年10月発行　B5判　334頁　定価7,920円（本体7,200円＋税）

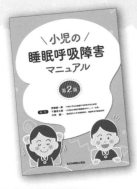

2012年に刊行し、大好評のロングセラーがグレードアップして登場！

睡眠の専門医はもちろんのこと、それ以外の医師、
研修医や看護師、睡眠検査技師、保健師など、
幅広い医療従事者へ向けた「すぐに役立つ知識」が満載。
最新の研究成果と知見を盛り込んだ、
まさに決定版といえる一冊です！

CONTENTS

全日本病院出版会　〒113-0033　東京都文京区本郷3-16-4　Tel：03-5689-5989
www.zenniti.com　Fax：03-5689-8030

MB ENT, 293：63-69, 2024

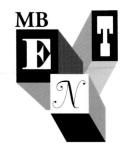

◆特集・みみ・はな・のど診療に内視鏡をどう活かすか？

睡眠時無呼吸　内視鏡検査

木村文美[*1]　中田誠一[*2]

Abstract　閉塞性睡眠時無呼吸(obstructive sleep apnea：OSA)患者の上気道閉塞の要因として，鼻腔の狭小，咽頭扁桃肥大や口蓋扁桃肥大，舌扁桃肥大などがある．OSA 患者の診断において上気道形態の評価は必須であり，内視鏡検査は耳鼻咽喉科外来で容易に行える診断価値の高い検査である．また，薬物睡眠下内視鏡検査(drug-induced sleep endoscopy：DISE)は，睡眠中の咽頭の閉塞・虚脱部位，閉塞パターンをリアルタイムに観察することができ，手術治療適応を判断するうえで有用な検査である．

Key words　閉塞性睡眠時無呼吸(obstructive sleep apnea：OSA)，薬物睡眠下内視鏡検査(drug-induced sleep endoscopy：DISE)，咽頭扁桃(adenoid)，口蓋扁桃(tonsil)，舌扁桃(tongue tonsils)

はじめに

　閉塞性睡眠時無呼吸(obstructive sleep apnea：OSA)患者では，睡眠中の部分的・持続的な上気道閉塞が起きている．その要因として，咽頭扁桃肥大や口蓋扁桃肥大，舌扁桃肥大の他に，鼻腔の狭小，小顎症，肥満，筋力低下を伴う神経筋疾患などの形態学的・機能的異常により引き起こされる．OSA 患者の診断において，上気道形態の評価は必須であり，評価法には視診・内視鏡検査，セファロメトリ検査，CT や MRI 検査などがある．その中で，内視鏡検査は耳鼻咽喉科外来で容易に行える診断価値の高い検査である．

外来における内視鏡検査

　耳鼻咽喉科の一般外来に設置されている軟性内視鏡を用いる．

　座位または仰臥位にて内視鏡による上気道形態を観察する．

経鼻的に挿入し，鼻腔，上咽頭，中咽頭，喉頭へと順次評価をすすめる．

　また，経口的に中咽頭の評価も行う．

1．鼻腔の評価

　鼻腔形態と鼻副鼻腔疾患の有無を評価する．

　鼻腔の形状(鼻中隔彎曲や下鼻甲介腫脹などの有無)，粘膜の状態，鼻茸の有無，副鼻腔の開口部などを観察する．

2．上咽頭の評価

　アデノイド増殖や腫瘍性病変の有無を評価する．Parikh による咽頭扁桃の分類[1]（図 1）．

3．中咽頭の評価

1）軟口蓋低位

　安静時に経口的に咽頭を観察し，軟口蓋低位がないか評価する．

　軟口蓋低位の指標として，舌の位置で評価する Friedman tongue position(FTP)の分類[2]がある（図 2）．

*1 Kimura Ayami，〒454-8509 愛知県名古屋市中川区尾頭橋3-6-10　藤田医科大学ばんたね病院耳鼻咽喉科，助教
*2 Nakata Seiichi，同，教授

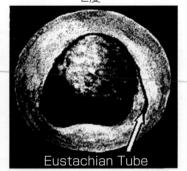
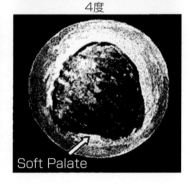

図 1.
Parikh による咽頭扁桃の分類
　1 度：咽頭扁桃は他の構造物と接しない
　2 度：耳管隆起と接する
　3 度：鋤骨（鼻中隔後方）と接する
　4 度：軟口蓋（鼻腔底）と接する
（文献 1 より転載）

2）口蓋扁桃

　経口的・経鼻的に口蓋扁桃肥大の程度を評価する．

　いくつか分類があるが当科では米国の分類（Friedman による口蓋扁桃肥大の分類[2]）を使用している（図 3）．

　Friedman は舌の位置（FTP）と口蓋扁桃のサイズ，BMI によってステージングし，各ステージにおける軟口蓋口蓋垂咽頭形成術（UPPP）の成功率を出している[3]（表 1，2）．

　結果から，軟口蓋低位がなく，口蓋扁桃肥大がある症例で UPPP の成功率が高くなっている．BMI が 40 を超える肥満は stage IV として手術適応としていない．

3）舌扁桃

　舌扁桃肥大の程度を評価する．

　指標としては Friedman による舌扁桃肥大（lingual tonsil hypertrophy：LTH）grading system[2] がある（図 4）．

4．喉頭の評価

　気道狭窄の有無（喉頭軟化症，声帯麻痺）を確認する．

薬物睡眠下内視鏡検査
（drug-induced sleep endoscopy：DISE）

　薬物睡眠下で内視鏡検査を行い，上気道形態の動的変化（上気道の閉塞）を観察する．DISE では睡眠中の咽頭の閉塞・虚脱部位，閉塞パターンをリアルタイムに観察することができ，手術治療適応を判断するうえで有用な検査である．欧州では DISE に関するポジションペーパーが出されている[4]．

　また，2021 年 6 月に本邦で保険適用となった舌下神経電気刺激療法の適応判断に必須の検査となっている．

　麻酔科医同席で鎮静をかけることが望ましく，一般的にプロポフォールを用いる（図 5，6）．

　過剰に鎮静しないことがポイントである．

　適切な鎮静レベルとしては，話しかけても無反応であることや，BIS（bispectral index）スコアが 60～80 程度であることが目安となる．

　DISE のスコアリングシステムの一つとして，VOTE（velum, oropharyngeal lateral walls, tongue and epiglottis）分類がある[5]．

　上気道の閉塞部位を軟口蓋，中咽頭側壁，舌，

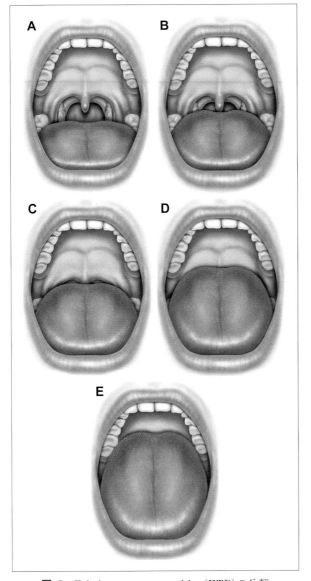

図 2. Friedman tongue position (FTP) の分類
A：FTP Ⅰ. 口蓋垂と口蓋扁桃が目視
B：FTP Ⅱa. 口蓋垂は見えるが, 扁桃は目視できない
C：FTP Ⅱb. 軟口蓋全体が目視
D：FTP Ⅲ. 軟口蓋中央が目視
E：FTP Ⅳ. 硬口蓋のみ目視
（文献2より転載）

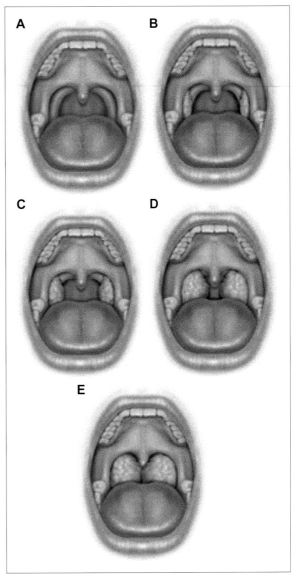

図 3. Friedman による口蓋扁桃肥大の分類
A：0度. 摘出術後
B：1度. 後口蓋弓を越えない
C：2度. 後口蓋弓に達する
D：3度. 後口蓋弓を越えるが正中線まで達しない
E：4度. 正中線を越える
（文献2より転載）

表 1. Friedman のステージングシステム
（FTP, 口蓋扁桃のサイズ, BMI による）

stage	舌の位置（FTP）	口蓋扁桃サイズ	BMI
Ⅰ	Ⅰ, Ⅱa, Ⅱb	3 or 4	＜40
Ⅱ	Ⅰ, Ⅱa, Ⅱb	0, 1, or 2	＜40
	Ⅲ or Ⅳ	3 or 4	＜40
Ⅲ	Ⅲ or Ⅳ	0, 1, or 2	＜40
Ⅳ	Ⅰ～Ⅳ	0～4	＞40

表 2. Friedman の各ステージにおける
UPPP の成功率

stage	不成功	成功	全体
Ⅰ	6(19.4%)	25(80.6%)	31(100%)
Ⅱ	18(62.1%)	11(37.9%)	29(100%)
Ⅲ	68(91.9%)	6(8.1%)	74(100%)

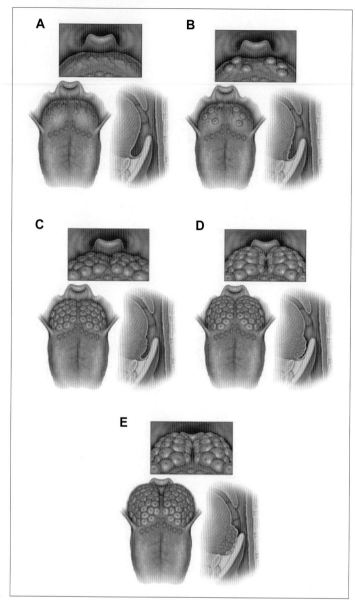

図 4.
Friedman による舌扁桃肥大の分類
　A：0度．リンパ組織なし
　B：1度．リンパ組織が散在
　C：2度．舌根全体にリンパ組織が薄く
　　　覆う
　D：3度．舌根全体をリンパ組織が覆い
　　　（5〜10 mm），喉頭蓋は部分的に見える
　E：4度．舌根全体をリンパ組織が厚く
　　　覆い（10 mm 以上），喉頭蓋が隠れる
（文献 2 より転載）

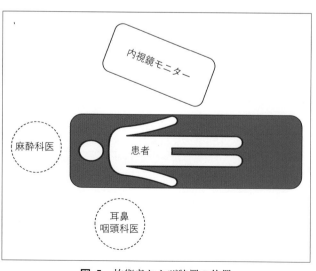

図 5．施術者および装置の位置

喉頭蓋レベルに分け，閉塞の程度を評価する．

　内視鏡の先端は軟口蓋レベルには後鼻孔，中咽頭レベルでは軟口蓋，舌・喉頭蓋レベルでは舌根の上に持っていく．

　閉塞パターーンは，前後，側方，同心性の3つに分けられる．同心性虚脱では外科的成功率が低いことが示唆されており，BMI が高いと同心性虚脱しやすくなる．また，舌下神経電気刺激療法では軟口蓋レベルの同心性虚脱がないことが適応基準の一つとなっている．

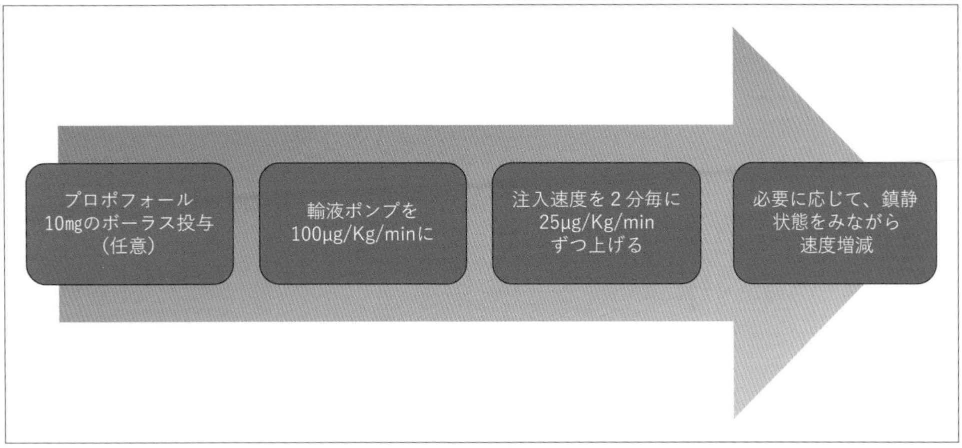

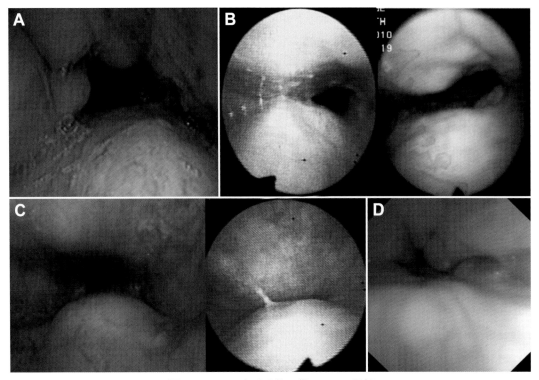

図 6. 麻酔手順

プロポフォール
10mgのボーラス投与
（任意）

輸液ポンプを
100μg/Kg/minに

注入速度を 2 分毎に
25μg/Kg/min
ずつ上げる

必要に応じて、鎮静
状態をみながら
速度増減

図 7. DISE における軟口蓋レベルの評価
A：閉塞なし
B：前後での完全閉塞
C：前後での部分的閉塞
D：同心性虚脱
（文献 5 より転載）

1．VOTE 分類による閉塞の程度の指標（3 段階）

None：構造物の振動がなく，通常時と比較して気道狭窄が 50％未満

Partial：構造物の振動があり，通常時と比較して 50〜75％の狭窄

Complete：完全閉塞, 75％以上の狭窄, 気流なし

2．軟口蓋

軟口蓋レベルでは前後・同心性に虚脱する可能性はあるが，側方の閉塞はほとんど起こらない（図 7）．

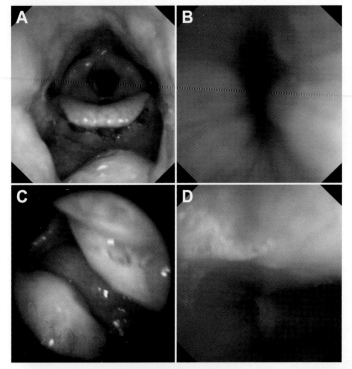

図 8.
DISE における中咽頭レベルの評価
　A：閉塞なし
　B：側壁の完全虚脱
　C：口蓋扁桃による部分的閉塞
　D：口蓋扁桃による完全閉塞
（文献 5 より転載）

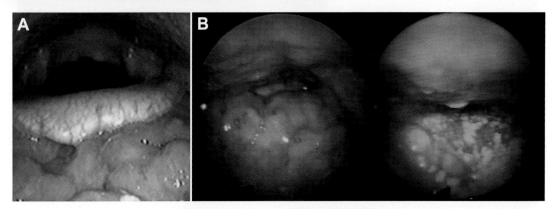

図 9. DISE における舌根レベルの評価
　　A：前後での部分的閉塞
　　B：前後での完全閉塞
　　（文献 5 より転載）

3．中咽頭

中咽頭レベルでは側方・同心性に虚脱する可能性はあるが，前後方向では閉塞しない(図8)．

4．舌　根

健常人と比較して OSA 患者でより顕著に閉塞する．舌根レベルでは前後方向に閉塞する(図9)．

5．喉頭蓋

喉頭蓋レベルでは前後または側方の閉塞パターンがある(図10)．

喉頭蓋の関与は DISE により注目されるようになった．

まとめ

内視鏡は耳鼻咽喉科一般外来にも多く設置されており，OSA 患者に対して上気道評価のために必須の検査といえる．また，手術治療を検討する際には DISE を実施し，睡眠中の咽頭の閉塞パターンをリアルタイムに観察することが望ましい．

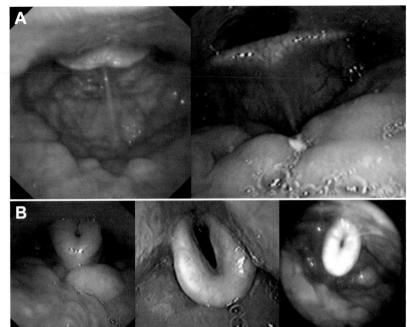

図 10.
DISEにおける喉頭蓋の評価
　A：前後での閉塞
　B：側方での閉塞
（文献5より転載）

参考文献

1) Parikh SR, Coronel M, Lee JJ, et al：Validation of a new grading system for endoscopic examination of adenoid hypertrophy. Otolaryngol Head Neck Surg, **135**：684-687, 2006.

2) Friedman M, Salapatas AM, Bonzelaar LB：Updated Friedman Staging System for Obstructive Sleep Apnea. Adv Otorhinolaryngol, **80**：41-48, 2017.
　Summary 舌の位置，口蓋扁桃肥大，舌扁桃肥大の程度からOSA患者の手術治療の有効性をある程度推測できるため，それぞれの程度を分類することで外来でのOSA患者に対する手術治療のスクリーニングに適しているとしている.

3) Friedman M, Ibrahim H, Bass L：Clinical staging for sleep-disordered breathing. Otolaryngol Head Neck Surg, **127**：13-21, 2002.

4) De Vito A, Carrasco Llatas M, Ravesloot MJ, et al：Eruopean position paper on drug-induced sleep endoscopy：2017 Update. Clin Otolaryngol, **43**：1541-1552, 2018.
　Summary 欧州のDISEに関するポジションペーパーであり，適応や実施場所，患者の配置や薬物投与法，スコアリングシステムなどについて記載されている.

5) Hohenhorst W, Ravesloot MJL, Kezirian EJ, et al：Drug-induced sleep endoscopy in adults with sleep-disordered breathing：Technique and the VOTE Classification system. Oper Tech Otolaryngol Head Neck Surg, **23**：11-18, 2012
　Summary DISEの手技と，DISE中の上気道の閉塞・虚脱パターンとしてVOTE分類の評価法について記載している.

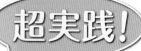

超実践！

がん患者に必要な 口腔ケア

― 適切な口腔管理でQOLを上げる ―

編集 山﨑知子（宮城県立がんセンター頭頸部内科 診療科長）

2020年4月発行　B5判　120頁
定価4,290円（本体3,900円＋税）

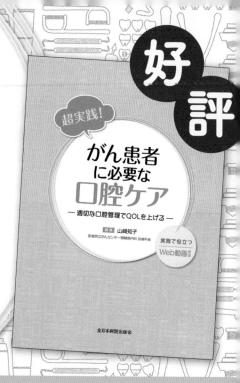

好評

がん患者への口腔ケア について、重要性から実際の手技、さらに患者からの質問への解決方法を、**医師・歯科医師・歯科衛生士・薬剤師・管理栄養士の** 多職種にわたる執筆陣が 豊富なカラー写真・イラスト、わかりやすい Web 動画 とともに解説！

医科・歯科を熟知したダブルライセンスの編者が送る、実臨床ですぐに役立つ 1 冊です！

全日本病院出版会
〒113-0033 東京都文京区本郷 3-16-4　Tel:03-5689-5989
www.zenniti.com　Fax:03-5689-8030

MB ENT, 293：71-78, 2024

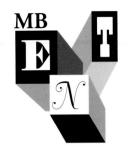

◆特集・みみ・はな・のど診療に内視鏡をどう活かすか？

唾液腺内視鏡

松延　毅*

Abstract　手術法には口腔底粘膜に切開を置く口内法と，顎下腺唾石では顎下部の弧状切開，耳下腺唾石では頸部 S 字切開や顔面皮膚切開などの皮膚切開を置く外切開法がある．従来より顎下腺唾石と耳下腺唾石のいずれの症例においても，特に中枢側（顎下腺・耳下腺の近位）に位置する唾石については，頸部や顔面の外切開による手術となるケースが多くみられる．頸部に瘢痕を残し得ることや顔面神経麻痺などの後遺症が問題となり得る．一方，従来であれば顎下腺摘出術や顔面切開などが必要であった症例において，唾液腺内視鏡を用いた唾石摘出術の施行により唾液腺を温存する低侵襲な手術が可能となった．世界的にみても唾石治療の主役は頸部外切開による唾液腺摘出から唾液腺内視鏡を用いた低侵襲手術にシフトしつつある．本稿では唾液腺内視鏡を用いた低侵襲な唾石治療の適応，方法，注意点などにつき解説する．

Key words　唾液腺内視鏡（sialendoscope），唾石症（sialolithiasis），顎下腺（submandibular gland），耳下腺（parotid gland），唾液腺（salivary gland）

概　要

　唾石症は唾液の流出を妨げ，唾液疝痛と呼ばれる食事時の疼痛や腫脹などを引き起こすため，これらの症状が反復する場合，治療の対象となる．

　従来より顎下腺唾石，特に移行部唾石については頸部外切開による顎下腺摘出となるケースが多くみられるが，頸部に瘢痕を残し得ることや顔面神経下顎縁枝の麻痺などの後遺症が問題となり得る．

　手術法には口腔底粘膜に切開を置く口内法と，顎下腺唾石では顎下部の弧状切開，耳下腺唾石では頸部 S 字切開や顔面皮膚切開などの皮膚切開を置く外切開法がある．いずれも入院手術が行われることが多いものの，管内唾石や，一部移行部唾石（単発で触知できるもの）に対しては口内法による摘出が可能であり局所麻酔下に行われる．また，唾液腺内視鏡が1990年代にヨーロッパを中心に開発され[1)2)]，2009 年に初めて日本でも導入され

た[3)]．2017 年 3 月現在，国内耳鼻咽喉科約 20 施設に導入されているが，内視鏡を用いた唾石摘出術は，まだ普及した手技とは言いがたい状況である．頭頸部領域において低侵襲手術が拡大しているが，唾石治療の分野においてもヨーロッパにおいて治療の主役は頸部外切開による唾液腺摘出から唾液腺内視鏡を用いた低侵襲手術にシフトしつつある[4)]．本稿では唾液腺内視鏡を用いた低侵襲な唾石治療の適応，方法，注意点などにつき記載する．

唾　石

　唾石（sialolith）は，主として有機物を核としてその周囲をリン酸カルシウム，炭酸カルシウムなどの石灰成分が沈着した塊で，タンパク質なども混じる．顎下腺唾石では，顎下腺管内に存在する場合を管内唾石，顎下腺内にあるものを腺内唾石，境界部のものを移行部唾石と呼び，単発性のものが多いが，複数個，ときには 10 個以上認めら

* Matsunobu Takeshi，〒 113-8603 東京都文京区千駄木 1-1-5　日本医科大学大学院医学研究科頭頸部・感覚器科学分野，准教授

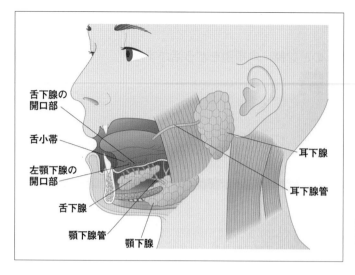

図 1.
耳下腺管の臨床解剖

れる例もある．唾石の9割以上は顎下腺にみられ，稀に耳下腺にできるといわれている．最新の欧米の報告では耳下腺唾石の割合はもっと高く，30〜40％に上るとされる．唾石は唾液疝痛と呼ばれる食事時の疼痛や腫脹などを引き起こすため，これらの症状が反復する場合，治療の対象となる．顎下腺は唾液の流出方向が上方で重力と逆らう向きであるため唾石を生じやすいという説がある．

唾石症は通常，一側性であり食事中の疼痛を伴う顎下腺あるいは耳下腺の腫大が特徴である．唾石は双手診で触知されることもあり触診は重要である．耳下腺管開口部付近に存在する唾石は口腔底粘膜から透見されることもある．耳下腺・顎下腺では，唾液のうっ滞している耳下腺管開口部から細菌の上行感染を許すと，急性化膿性顎下腺炎，急性化膿性耳下腺炎を起こす．炎症が高度の場合には耳下腺管開口部から排膿を認めることがある．急性化膿性炎症では，局所の痛みや皮膚発赤，腫脹が強く，脳形成や自壊が認められることもある．問診，視・触診で唾石の存在を疑うことが重要である．

耳下腺管の臨床解剖（図1）

臨床解剖は外来手術においても非常に重要である．顎下腺管はワルトン管とも呼ばれ，長さ5〜6 cmである．顎下腺から出た顎下腺管は，顎下部から顎舌骨筋の後端で屈曲してその内側に入る．この屈曲部分が移行部と呼ばれ，顎下腺唾石症の

約6割がここにできる．舌神経と交差したのち口腔底を走行し，舌下小丘に開口する．開口部から数mmは峡部といわれ，張りがなく内視鏡を入れても管腔の観察が困難である．舌下腺は大舌下腺管と複数の小舌下腺管があり，前者は多くの場合顎下腺管に，後者は口腔底粘膜に直接開口する．耳下腺管はステノン管またはステンセン管とも呼ばれ，長さ約6 cmで顎下腺管よりやや細い．耳下腺管は耳下腺から出た後，咬筋外側を走り，咬筋前縁で約90°向きを変えて口腔へ向かう．頬筋を貫き，口腔内の第一大臼歯付近の頬粘膜に開口する．また，咬筋上で副耳下腺を貫く場合がある．耳下腺管はおおよそ鼻翼の下縁と耳垂付着部を結ぶ線のやや尾側，頬骨弓の1〜1.5横指尾側を走り，外側（表面）を顔面神経頬筋枝や吻合枝が走行している．

唾液腺内視鏡を用いた唾石摘出術

唾石が4 mm以下で丸い形状の管内唾石では内視鏡下に鉗子やストーンエクストラクターで摘出可能の場合が多い．しかし，大きさが5 mm以上で管腔壁に唾石が癒着しているような可能性がある場合には内視鏡補助下の口内法や顔面皮膚切開を行う必要があり，この場合，全身麻酔が必要となる．

1．唾液腺内視鏡（図2-a）

内視鏡を唾液腺に適用し，内視鏡観察下で唾液腺病変の診断や治療を行う試みは最近10年位の

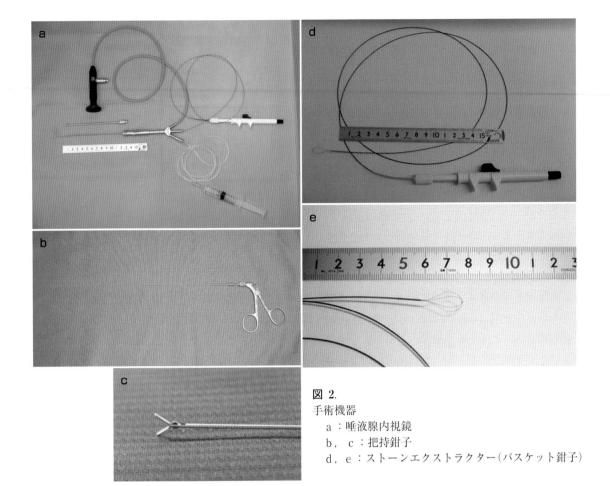

図 2.
手術機器
　a：唾液腺内視鏡
　b，c：把持鉗子
　d，e：ストーンエクストラクター（バスケット鉗子）

間に国外で増加してきており，本邦においても唾液腺内視鏡が行われつつある[5)~7)]．顎下腺唾石症例においては唾液腺内視鏡とレーザー破砕を併せて用いることにより移行部唾石，引いては腺内唾石を摘出できる症例も多く，従来の頸部外切開による手術を回避できる可能性が高まったといえる[8)]．外切開による唾液腺摘出術に合併する後遺症は重要であり，他臓器における低侵襲治療の流れ同様，唾液腺内視鏡を用いた唾石治療に徐々にシフトすると考えられる．

　現在では"all-in-one"タイプの唾液腺内視鏡が主流である．このタイプは光源と生食灌流用チャンネルと手術器具用のチャンネルが一体となっており，径が 1.1 mm，1.3 mm，1.6 mm のものが主流である．いずれも KARL STORZ 社製である．内視鏡の外径の選択は重要である．顎下腺管には径 1.6 mm，耳下腺管には径 1.3 mm のものがよい．慢性炎症により腺管径が細くなっている

ことがしばしばあるので注意が必要である．唾石の粉砕は把持鉗子で可能なこともあるが，一定以上の力をかけると鉗子を破損する恐れがあるのでホルミウム(Ho)-YAG レーザーとの併用がよい．2,104 nm の吸収波長をもつ Ho-YAG レーザーは泌尿器科領域の結石治療で幅広く使用されている．

2．手術適応

　唾液腺内視鏡の適応としては，原因不明の大唾液腺腫脹の反復，顎下腺管や耳下腺管内の唾石の摘出，耳下腺管の閉塞の解除，顎下腺炎や耳下腺炎の治療，小児唾液腺疾患も適応とされている．唾液腺内視鏡は，特に処置が伴わない場合には局所麻酔でも施行可能であるので，診断目的の利用のみならず薬剤投与における利用なども今後増していく可能性がある．禁忌は急性唾液腺炎とされており，このような炎症性の病態においては腺管の脆弱性が増しており穿孔などの危険性が増すからである．

3．手術器具

1）唾液腺内視鏡

前述のとおり，現在では"all-in-one"タイプの唾液腺内視鏡が主流である．現在，本邦において入手できる内視鏡は KARL STORZ 社製で，Marchal 式と Erlangen 式であるが Mrachal 式のほうがやや主流である（図 2-a）．内視鏡の外径の選択は重要である．顎下腺管には径 1.6 mm のものがよい．生食灌流用のチャンネルは径 0.3 mm でワーキングチャンネルは径 0.8 mm である．ワーキングチャンネルに把持鉗子，バスケット鉗子，レーザー照射破砕用のファイバーを挿入することができる．この 1.6 mm の内視鏡は使い勝手がよいが耳下腺管に必ずしも挿入できるとは限らない．慢性炎症により腺管が狭窄していることがしばしばあるので注意が必要である．Marchal 式の径 1.3 mm の内視鏡は顎下腺管・耳下腺管どちらにも適用可能であるが，ワーキングチャンネルの径が 0.6 mm のため，ストーンエクストラクターは挿入できるが把持鉗子を挿入できないという欠点がある．

2）腺管プローブとダイレータ

従来，本邦では顎下腺管，耳下腺管の開口部の拡張を図るのに涙管ブジーを用いてきた．しかしながら，この涙管ブジーを用いてもスムースに内視鏡を挿入できないことが多い．専用のプローブは12のサイズがあり，これらと専用のダイレータを順次用いる．損傷させないように丁寧にやさしく順次拡張することが重要である．この操作が困難の場合には，口腔部粘膜に小切開を加え開口部形成を行う．

3）鉗子類

鉗子類には種々あるが，主に使用するものは把持鉗子（図 2-b，c）とストーンエクストラクター（バスケット鉗子）（図 2-d，e）である．

Marchal らは，把持鉗子やストーンエクストラクターを用いて唾石を摘出する場合，唾石のサイズが重要であると述べている[2]．それによると，サイズが 3 mm 以内の唾石や辺縁の形状が入り組んでいない唾石の場合，上記で摘出することができるとしているが，サイズが 3 mm 以上の唾石や辺縁の形状が入り組んでいる唾石の場合には粉砕処置を行ってから摘出することが必要であるとしている．

4）Ho-YAG レーザー（図 3）

Ho-YAG レーザーに対する生体の光吸収係数は Nd-YAG レーザーよりも 2 桁大きく，切開用の CO_2 レーザーと凝固用の Nd-YAG レーザーの中間の生体作用をもっている．レーザーによって発生する熱エネルギーの周囲健常組織への障害は CO_2 レーザーや Nd-YAG レーザーに比べて生じにくいことも利点である．ただし，破砕されると多数の石となるので，大きい破片を摘出し微細なものは流出し排出されることに期待することとなる．

4．麻酔法

麻酔の方法であるが，唾石が 4 mm 以下で丸い形状の管内唾石で内視鏡下に鉗子やストーンエクストラクターで摘出可能の場合には，侵襲もほとんどないため，術前の浸潤麻酔と少量の 0.5% キシロカインの 5 mL 程度の灌流で十分とされているが，顎下腺移行部の 5 mm 以上の大きい唾石や耳下腺実質に近い管内唾石の摘出では狭窄解除などの治療を行う際は全身麻酔が望ましいとされている．

5．顎下腺唾石（図 4）

まず耳下腺管用ブジーとダイレータを用いて徐々に耳下腺管開口部を拡張し，唾液腺内視鏡を挿入する．顎下腺管開口部が極端に狭くブジーにて十分な拡張が得られない場合や顎下腺管開口部そのものが同定困難の場合には，開口部より数 cm 後方（中枢側）の口腔底粘膜に耳下腺管の走行に沿って切開を入れ，顎下腺管を同定する．唾液腺内視鏡を管内に挿入し，そのまま結石を摘出できれば鉗子，ストーンエクストラクターなどを用いて摘出する．直径 5 mm 以上の管腔に嵌頓，癒着している唾石に対してはレーザーで数個に破砕してから摘出することもできる．また，触診にて

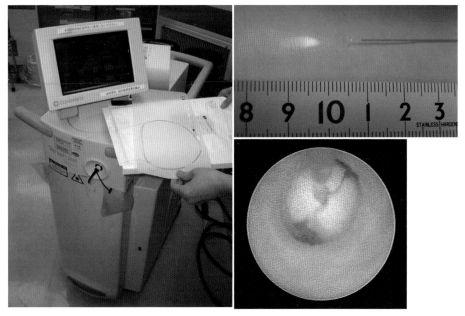

図 3. Ho-YAG レーザー

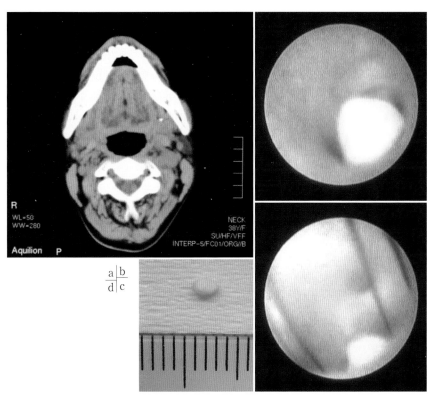

$\frac{a|b}{d|c}$

図 4. 症例 1：顎下腺唾石

触知できる唾石の場合には，内視鏡の照明をガイドに口腔底粘膜の直上切開にて摘出する（内視鏡補助下口内法，combined approach）．移行部より後方で触知もできない唾石の場合は，外切開による顎下腺摘出術を選択する．筆者の場合は，術前にすべての可能性についてインフォームド・コンセントを行っている．唾石が耳下腺管の彎曲部または分岐部にある場合などで内視鏡にて唾石の全体像を目視できない場合は，無理に内視鏡下で摘出を試みてはならない．また，唾石の存在する周

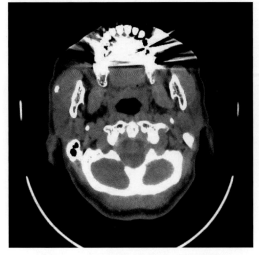

図 5. 症例 2：耳下腺唾石　CT 所見

囲には腺管内に多量のデブリが浮遊していて術野の妨げになることが多くみられる．その場合には，生理食塩水の灌流を十分に行い洗い出したり鉗子やストーンエクストラクターを用いて除去して視野を確保する．

6．耳下腺唾石（図 5）

耳下腺管は顎下腺管よりも細く，咬筋の前縁で頬筋を貫いて口腔内に入るため，急な屈曲がある．4 mm 未満の小さい唾石は内視鏡で摘出できることが多いが，咬筋後縁より耳下腺側に存在する場合は困難なことが多い．咬筋前縁よりも口腔側導管内唾石は口内法を原則とするが，咬筋上に存在する唾石に対する術式は意見の分かれるところである．咬筋前縁より後縁までの間にあれば，唾液腺内視鏡単独または唾液腺内視鏡補助下に外切開を行い（combined approach）摘出する（図 6）．それより耳下腺に近いところに位置する唾石は，combined approach または外切開による耳下腺摘出術が必要になる．術中に超音波（図 7）を用いればなお確信をもって唾石の位置を同定できる．

7．合併症

急性期合併症として，出血，疼痛，感染，口腔底浮腫，腺管損傷，腺管外への内視鏡の迷入，唾液腺内視鏡の破損などが挙げられる．口腔底浮腫は灌流用生理食塩水の口腔底への漏出によるものや，腺管の穿孔による場合が考えられる．明らか

な腺管損傷がない場合は，術後数日で通常は消退する．開口部粘膜切開は最小限にとどめる．穿孔を生じないように慎重な手術手技が重要である．特に，レーザーの照射部位や方向に留意し，最初は小さい出力から開始し強力すぎない出力で操作を行うなど，腺管損傷や内視鏡損傷をきたす可能性を意識した手技を心がける必要がある．解剖学的に腺管が強く屈曲している部位では，内視鏡を無理に進めたり，レーザーを照射することで腺管損傷のリスクがあるため危険である．顔面神経や舌神経，舌下神経障害，口腔底出血・血腫などの可能性もあり得るが，実際にはあまり報告されていない．

晩発性合併症として重要なものは，腺管狭窄，開口部狭窄，医原性ガマ腫の発生などが挙げられる．ガマ腫の発生は偶発的な要素もあるが，乱雑な手術操作を避け慎重な操作を心がける．内視鏡で腺管内に狭窄がみられた場合や唾石摘出時に粘膜出血がみられた場合には，腺管内や開口部の狭窄予防として，シリコンチューブ留置なども行われている．当科でもアトムチューブやサーフローカテーテルなどを 1〜2 週間留置している．

症例提示

症例 1：39 歳，女性

【**主　訴**】　左顎下部腫脹・圧痛

【**現　症**】　X 年 9 月 6 日より摂食に伴う左顎下部痛を自覚し近医受診．CT（図 4-a）にて左顎下腺移行部唾石を指摘され，9 月 18 日に当院紹介受診となった．

【**既往歴**】　特記すべきものなし．

【**経　過**】　頸部 CT では左顎下腺管内の移行部に 3 mm 大の結石が認められた．X 年 12 月 7 日，内視鏡下顎下腺唾石摘出術を施行した．全身麻酔，経鼻挿管とし，左顎下腺管開口部より唾液腺内視鏡を挿入し結石を観察後，バスケット鉗子にて摘出し得た（図 4-b，c，d）．手術直後より自覚症状は消失し，現在術後 2 年であるが唾液流出は良好である．

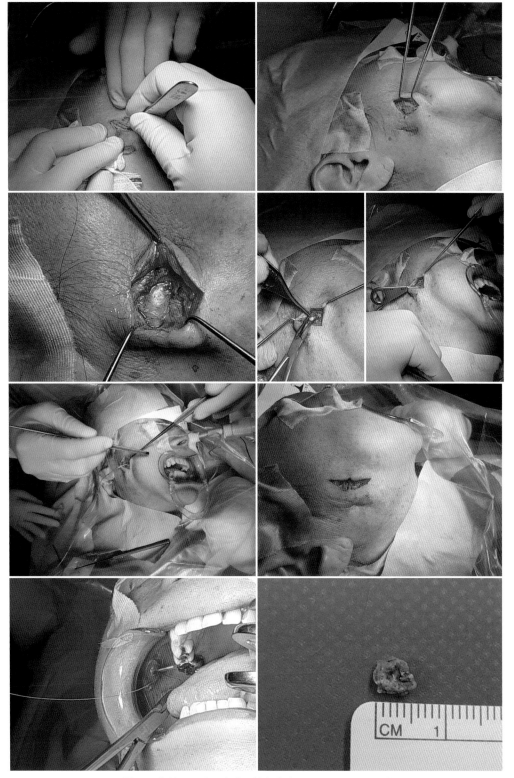

図 **6**. 症例 2：耳下腺唾石摘出術（combined approach）

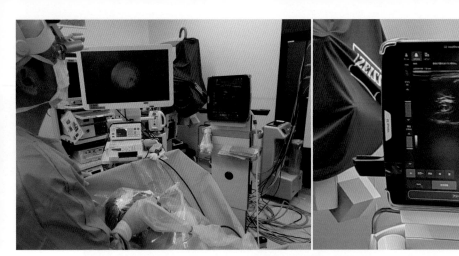

図 7. 耳下腺 combined

症例 2：65 歳，女性

【主　訴】　耳下部腫脹・圧痛

【現　症】　X 年 9 月 6 日より摂食に伴う右顎下部痛を自覚し近医受診．CT（図5）にて右顎下腺移行部唾石を指摘され，9 月 18 日に当院紹介受診となった．

【既往歴】　特記すべきものなし．

【経　過】　頸部 CT では右顎下腺管内の移行部に 3 mm 大の結石が認められた．X 年 12 月 7 日，内視鏡下耳下腺唾石摘出術を試みた．全身麻酔，経鼻挿管とし，右耳下腺管開口部より唾液腺内視鏡を挿入したが，腺管の彎曲（咬筋部）にて結石はごく一部しか術野に置けなかった．唾液腺内視鏡補助下に外切開を行い（combined approach）摘出した（図6）．手術直後より自覚症状は消失し，現在術後 2 年であるが唾液流出は良好である．

耳下腺管の瘢痕・狭窄に対する治療

　唾液腺内視鏡は耳下腺管の狭窄・瘢痕に対しても低侵襲で有効な治療法であるとの報告が増加している．たとえば，シェーグレン症候群[9]，若年性反復性耳下腺炎，放射性ヨードによる唾液腺炎などである．本法においては耳下腺管の狭窄・瘢痕などの患者は一定数いると思われるものの積極的な治療は行われていないのが現状である．将来的にこの方面での唾液腺内視鏡の応用も期待されるところである．

参考文献

1) Nahlieli O, Baruchin AM：Endoscopic technique for the diagnosis and treatment of obstructive salivary gland diseases. J Oral Maxillofac Surg, **57**：1394-1401, 1999.

2) Marchal F, Dulguerov P, Lehmann W：Interventional sialendoscopy. N Engl J Med, **341**：1242-1243, 1999.

3) 崎谷恵里，吉原俊雄：Sialendoscope を用いた唾液腺手術．頭頸部外科，**24**：19-22, 2014.

4) McGurk M, Escudier MP, Brown JE：Modern management of salivary calculi. Br J Surg, **92**：107-112, 2005.

5) 松延　毅：顎下腺唾石症の治療は？　唾石摘出術の立場から．JOHNS, **27**：1601-1605, 2011.

6) 吉原俊雄：唾液腺内視鏡．耳喉頭頸，**86**：60-63, 2014.

7) Matsunobu T, Kurioaka T, Miyagawa Y, et al：Minaimally invasive Surgery of sialolitiasis using sialendoscopy. Auris Nasus Laryx, **41** （6）：528-531, 2014.
　Summary　顎下腺唾石および耳下腺唾石に対して行った唾液腺内視鏡を用いた手術の術式や治療成績について検討している．

8) Phillips J, Withrow K：Outcomes of Holmium Laser-Assisted Lithotripsy with Sialendoscopy in Treatment of Sialolithiasis. Otolaryngl Head Neck Surg, **150**：962-967, 2014.

9) Kimberely KC, Boyd G, Nicholas AB, et al：Sialendoscopy and Sjögren's Disease, A Systematic Review. Laryngoscope, **131**（7）：1474-1481, 2020.
　Summary　シェーグレン症候群における耳下腺炎に対する唾液腺内視鏡を用いた治療介入のシステマティックレビューである．

MB ENT, 293：79-85, 2024

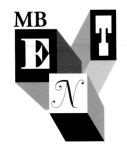

喉頭・下咽頭の内視鏡観察

大峽慎一[*1]　松本文彦[*2]

Abstract　咽頭・喉頭内視鏡検査は日常の耳鼻咽喉科診療において欠かすことのできないものとなっている．特に，電子内視鏡の進歩はめざましく，細径のファイバースコープを用いて患者の苦痛が少なくなり，さらに NBI(narrow band image)による粘膜病変の詳細な評価も通常の外来診療で容易に行えるようになった．喉頭病変は下顎挙上により比較的容易に観察可能である．しかし，下咽頭は上部消化管内視鏡検査でも詳細に観察されずに通過されることもある部位であり，耳鼻咽喉科の内視鏡検査では咽頭腔がつぶれているため観察しにくい．そのため頸部回旋や Valsalva 法，modified Killian 法(以下，MK 法)などを用いて下咽頭腔を広げる工夫を行い，病変を見逃さないように注意する必要がある．

Key words　電子内視鏡(video endoscope)，NBI(narrow band image)，brownish area，IPCL，modified Killian 法(MK 法)

はじめに

近年，内視鏡の性能の進歩に伴い，NBI を代表とした特殊内視鏡検査で粘膜上の微細構造や毛細血管を強調して観察することにより，中咽頭や下咽頭の表在癌を検出することが可能になった．しかし，下咽頭病変は MK 法や Valsalva 法などの手法を用いて咽頭腔を広げる工夫を行わなければ，いくら内視鏡の性能が向上しても病変の有無に関して正確な評価をすることができないため，耳鼻咽喉科・頭頸部外科医の技量が試される．本稿では喉頭・下咽頭の内視鏡観察時の診察法の工夫および注意すべき所見について述べる．

内視鏡検査のポイント

まずは通常光での観察を行うが，喉頭・下咽頭まで到達するまでにも鼻腔，上咽頭，中咽頭とただ通過するだけでなく病変の有無を確認することが重要である．内視鏡の先端が粘膜に当たらないようにし，極力咽頭反射，咳反射を起こさせないようにする．患者の中には自ら咽頭反射が非常に強いと申し出てくれる方もいるが，反射が強い患者には鼻内に 5000 倍希釈アドレナリンおよび 4% キシロカインを十分に噴霧する．口腔からもキシロカインを口腔内および中咽頭に噴霧するが，患者自身に舌を前方へ牽引してもらうと行いやすい．この麻酔は喉頭・下咽頭病変の生検を行ううえでも非常に重要である．

NBI

NBI は本邦で開発された画像強調機能であり，照射光として狭帯化された 415 nm と 540 nm の 2 つの波長を利用している[1)2)]．これらの波長は血中のヘモグロビンに強く吸収されることがわかっており，さらにこれら 2 つの波長で吸収される深達度が異なり，粘膜表層の血管は茶色の色調に，表層より下の血管は青緑系の色調に描出される(図1)．

[*1] Ohba Shinichi，〒 113-8431 東京都文京区本郷 3-1-3　順天堂大学医学部耳鼻咽喉科学講座，先任准教授
[*2] Matsumoto Fumihiko，同，主任教授

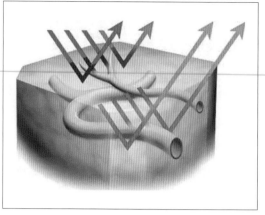

図 1. NBI の原理
短い波長(415 nm)の光は粘膜表層のみに進入し粘膜表層の毛細血管に吸収される．結果，粘膜表層の毛細血管は茶色に表示される．長めの波長の光(540 nm)はより深く進入し粘膜表層の毛細血管より深い位置にある毛細血管に吸収され，結果，青緑色に表示される

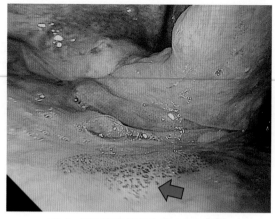

図 2. 下咽頭後壁表在癌の NBI 所見
上部消化管内視鏡にて brownish area に近接，拡大して観察すると IPCL の拡張・蛇行・口径不同・形状不均一が確認できる(矢印)

表 1. 食道表在癌の拡大内視鏡分類
B1 血管が認められると表在癌(上皮内癌)が疑われるとされる

Type A：血管形態の変化がないか軽度なもの.
　乳頭内血管(intra-epithelial papillary capillary loop：IPCL)の変化を認めないか，軽微なもの.
Type B：血管形態の変化が高度なもの.
- B1：拡張・蛇行・口径不同・形状不均一のすべてを示すループ様の異常血管.
- B2：ループ形成に乏しい異常血管.
- B3：高度に拡張した不整な血管(B2 血管の約 3 倍以上で，血管径が約 60 μm を越える不整な血管).
- A vascular area(AVA)：type B 血管で囲まれた無血管もしくは血管が粗な領域を AVA とし，その大きさから 0.5 mm 未満を AVA-small，0.5 mm 以上 3 mm 未満を AVA-middle，3 mm 以上を AVA-large と表記する.

　　付記 1：不規則で細かい網状(reticular：R)血管を認めることがあり，低分化型，INFC，特殊な組織型を示す食道癌のことが多いので，R と付記する.
　　付記 2：Brownish area(415, 540 nm を中心とした狭帯域光観察にて茶色域を呈する領域)を構成する血管と血管の間の色調を Inter-vascular background coloration：血管間背景粘膜色調と称する.

(日本食道学会分類より抜粋)

　NBI による観察で重要な所見である brownish area(BA)とは粘膜表面の血管増生を伴う茶褐色の領域であり，表在癌を疑う.

　近接して確認あるいは拡大機能がある内視鏡では異常血管の形状をより詳細に観察することが可能であり，腫瘍組織内で変化することが知られている上皮乳頭内毛細血管ループ(intra-epithelial papillary capillary loop：IPCL)の拡張・蛇行・口径不同・形状不均一(4 徴)の特徴をもつ異常血管(B1 血管)があれば，上皮内癌(M 癌)が疑われる(図 2)[2)3)].

　腫瘍が成長するにつれ，IPCL の破壊は進み，深部に向かって延長していくとされ，病変の表層を横走する血管や腫瘍の新生血管が病変の深部に観察されるようになる.

　表 1 は食道癌の内視鏡診断に用いられているものであるが，そのまま下咽頭病変の診断にも当てはめることができる.

　IPCL は NBI 以外でも i-scan(pentax)，FUJIFILM では FCE(flexible spectral imaging color enhancement)があり，いずれも粘膜上の微細な構造と毛細血管を観察でき，表在癌の診断に有用である[1)].

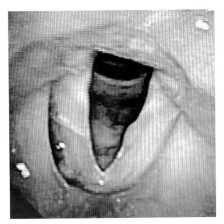

図 3. 左声帯嚢胞の喉頭ファイバー所見
粘膜上皮に明らかな異常所見はみられ
ないが，左声帯の隆起が認められる．ス
トロボスコピーで観察すると病変部位
のみ波動消失することが多い

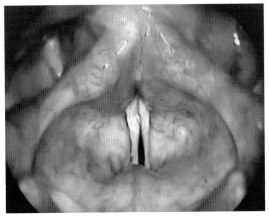

図 4. 声帯萎縮の喉頭ファイバー所見
声帯筋が萎縮し，声帯が外側にたわみ
（弓状変化），声帯突起が突出する

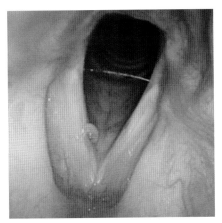

図 5. 典型的な右声帯ポリープの
内視鏡所見

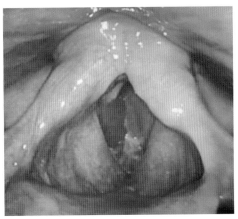

図 6. 典型的なポリープ様声帯の内視鏡所見

1．喉頭の観察

　喉頭の観察は比較的容易で，喉頭蓋(喉頭面，舌面)，声門上，声門，声門下と順番に確認する．痰が付着していると病変と見間違える場合もあるため，咳を出させて改めて観察するとよい．喉頭全体が観察しにくい場合は，背中を少し丸め，顎を突き出す sniffing position をとってもらう．もちろん声帯運動も観察する必要があり，「イー」「エー」と発声してもらう．「イー」のほうが，若干であるが咽頭内圧があがるため，披裂部の観察にはよい．声帯に白色病変がみられた場合は，その声帯の振動に関しても評価する．声門癌では振動振幅は粘膜波動が消失しやすく，小さな病変で

あっても患側声帯全体の振動が障害されることが多い[4]．また，肉眼的所見で鑑別は容易であるが声帯嚢胞(図3)も声帯の振動が部分的に消失することが多い[4]．声帯の振動・波動，声門閉鎖の詳細な評価はストロボスコピーを用いて行う．声帯溝症や声帯萎縮(図4)の診断にも非常に有用である．

　喉頭ストロボスコピーとは，マイクロフォンにて基本振動数を検出し，少し周期をずらした基本振動数＋αの周波数で光源をストロボ発光させることにより，声帯の擬似振動をスローモーションのように観察する検査方法である[2]．軟性喉頭ファイバーでも施行可能であるが，硬性内視鏡を

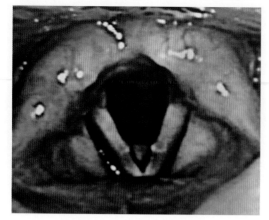

図 7. 声帯結節の内視鏡所見

経口的に挿入して行ったほうが，解像度が高く，より詳細な評価を行うことができる．

声帯ポリープ(図5)やポリープ様声帯(図6)，声帯結節(図7)は良性疾患として代表的なものであるが，喉頭の表在癌においても NBI による診断は有効であり，BA の存在は重要な所見であり(図8)，腫瘍の進展範囲を評価するうえでも有用である[5]．鑑別疾患として喉頭乳頭腫(図9)や喉頭肉芽腫症が挙げられるが，図9-b のように喉頭に多発する場合も多く，肉眼的形状もカリフラワー様になることが多い[6]．

確定診断には組織採取による生検が必須である．前述したように鼻内および咽喉頭への4％キシロカイン液による表面麻酔を十分に行ったうえで，吸引および鉗子チャンネル付きファイバーを用いて生検を行う．

また，頻度は低いが，粘膜が正常で隆起性病変がみられる場合には異所性唾液腺，またその唾液腺由来の腫瘍として腺様嚢胞癌もしばしば経験する．軟骨由来の腫瘍も粘膜下腫瘍の所見を呈し，軟骨腫，軟骨肉腫が鑑別に挙げられる．これらの診断には経鼻内視鏡による生検では確実に粘膜下より組織を採取することが困難であるため，全身麻酔による直達喉頭鏡下の生検により確実に診断をつける必要がある．十分に粘膜切開し，粘膜下に鉗子を潜らせるようにし深部より十分量の組織を採取する．病理診断部による迅速診断が可能である施設では，術中迅速診断に提出し，確実に十分量の組織が病変部より採取できているかも含めて確認するとよい．全身麻酔下の生検の場合，侵襲が大きくなることによる喉頭浮腫および術後出血は気道閉塞のリスクとなるため，同時に予防的気管切開を施行することを考慮する．

2．下咽頭の観察

下咽頭は本来閉じた空間であり，十分に観察するための工夫が必要である．経鼻的に喉頭ファイバーを挿入しても下咽頭は閉じており，ほとんど観察不可能である．したがって，まず頸部回旋を

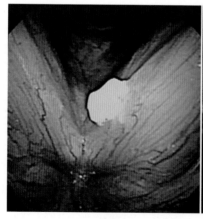
a．通常光

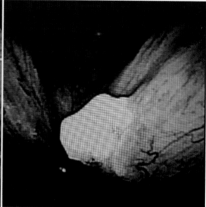
b．NBI

図 8. 左声門癌 T1a
左声帯前方に白色病変を認める．NBI では周囲は粘膜内血管変化に伴う brownish area が確認できる(b)

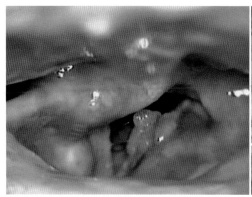
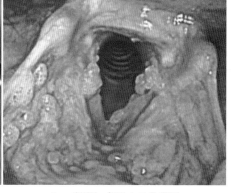

a．左声帯に発生した喉頭乳頭腫 b．喉頭に多発する乳頭腫

図 9.

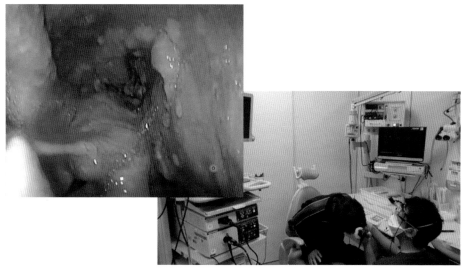

図 10. 実際の modified Killian 法（MK 法）での観察
右下咽頭梨状窩を観察するために患者は前傾姿勢かつ背中を丸めて頭は左回旋．
Valsalva 法を行ってもらう

することが多いと思われる．右に回旋してもらうと左の下咽頭梨状陥凹が広がるというものであるが，やはり全体を観察できるほど十分に広がることは少ない．次に，頸部回旋した状態で Valsalva 法を行う．Valsalva 法は息を大きく吸って息を止め，口を閉じて頬を大きく膨らます方法である．一側の下咽頭が大きく広がり十分に観察が可能になる場合もある．しかし，それでも観察困難あるいは，病変が存在し尾側がどこまで進展しているか確認できない場合，有用なのは酒井らにより報告された modified Killian 法（MK 法）である[7)~9)]．MK 法はまず頭部を前屈する Killian 位をとる．背もたれから背中を離し前傾姿勢になるだけでなく

背中を少し丸める体制になる．その体位で頸部を回旋させ「イー」と発声させたり，Valsalva 法を行ったりしながら左右梨状陥凹，輪状後部をそれぞれ確認する（図 10）．

酒井らによると頸部回旋のみではほぼ観察することができなかった輪状後部が Valsalva 法では50％，MK 法では全例で観察可能になると報告している．また，MK 法では85％で食道入口部の観察が可能であったと報告している[7)]．化学放射線治療後の症例では全体的に咽喉頭粘膜の浮腫が認められ，下咽頭腔はより狭くなっており観察しづらいため，MK 法など積極的に行う必要があり，再発か壊死か鑑別が困難な場合は全身麻酔下に佐

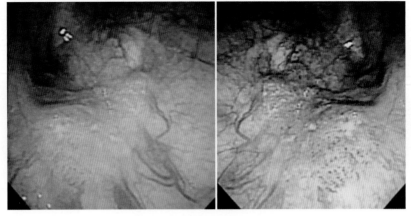

図 11．下咽頭表在癌の所見　　　　　　　　　　　　　　a｜b

a：通常光

b：粘膜の血管が途絶し，その領域に brownish area が確認できる．さらに，
　近接し拡大視すると図2のような IPCL の変化を確認できる

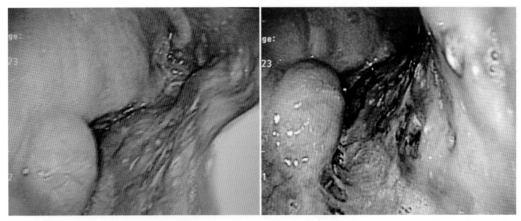

図 12．下咽頭リンパ濾胞の所見　　　　　　　　　　　　　a｜b

a：やや隆起性の粘膜病変のように観察される

b：NBI 所見．周囲との境界が明瞭で，異常血管の増生はない．Brownish area はみられない

藤式彎曲型喉頭鏡による観察を行うことも考慮する必要がある．

喫煙歴のある患者，飲酒歴があり特にフラッシャーといわれアルコール摂取時に顔が赤くなる患者，食道癌や頭頸部癌の既往がある患者は下咽頭癌のリスクが高いため，慎重に観察する必要がある．下咽頭表在癌の所見を図 11 に示す．

鑑別を要する所見としてリンパ濾胞がある．リンパ濾胞も BA のようにみえるが，周囲との境界は不明瞭で，異型血管の増生がないことから鑑別できる（図 12）[10]．

上部消化管内視鏡にて異常を指摘されて耳鼻咽喉科・頭頸部外科に紹介される症例でもリンパ濾胞の症例がしばしば含まれる．

下咽頭乳頭腫も鑑別すべき疾患である．喉頭乳頭腫と比較して平坦型になることも多い．下咽頭乳頭腫は境界明瞭で平坦な隆起性病変として観察され，病巣部では IPCL の拡張が際立つ．そして，拡張した IPCL は "房状に分かれて，整然と分布する" のが特徴である．また通常は，拡張した IPCL には口径不同などの異常所見を観察しないことが多いとされる[11]．

診断にはやはり生検による確定診断が必要である．前述したようにチャンネル付きファイバーにて生検を行うか，口腔内より喉頭鉗子を挿入して組織を採取するとより多くの検体量が得られるため，確実に診断が行える．図13に示したような悪性リンパ腫や下咽頭粘膜下腫瘍もしばしばみら

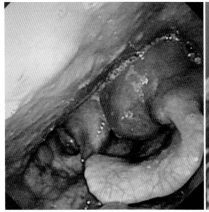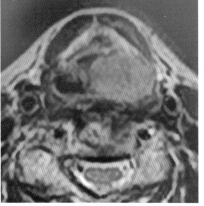

a | b

図 13. 悪性リンパ腫
a：内視鏡所見. 左披裂から下咽頭輪状後部にかけてに粘膜下腫瘍疑う所見
b：頸部単純 MRI（T2）. 左披裂部中心にやや high intesity で内部均一な充実
　性病変

れ，診断に難渋する場合も少なくない. 躊躇せず
全身麻酔下に粘膜下深部より組織を採取する必要
があるが，その際術後の気道管理は慎重に行う.

最後に

本稿では喉頭および下咽頭の観察における内視
鏡検査の方法，工夫，注意点を述べ，さらには代
表的な疾患の所見を提示した. 内視鏡の進歩によ
り診断能が高くなっているが，その能力を発揮さ
せるのが我々の使命でもある. 日常診療において
本稿が少しでも役立ててもらえればと切に願って
いる.

参考文献

1) 野村文敬, 杉本太郎：診療所で使える最先端の
　内視鏡. MB ENT, **192**：171-176, 2016.
　Summary　診療所においても電子内視鏡発達
　により器質的疾患の診断および嚥下機能の評価
　がより高い精度で行えるようになった.
2) 楯谷一郎：咽頭・喉頭の内視鏡検査と評価法.
　日耳鼻会報, **151**：1518-1522, 2018.
3) 石原　立, 飯石浩康：表在食道癌の拡大内視鏡
　診断〜日本食道学会分類に則った血管構造の読
み方〜. Gastroenterol Endosc, **56**(11)：3818-
3825, 2014.
4) 田中信三, 平野　実：声帯振動の検査—ストロ
ボスコピー検査の臨床統計と実験的研究—. 音
声言語医学, **31**：309-315, 1990.
5) 杉本真也, 矢花　正, 野村達磨ほか：NBI 拡大
観察で経時的変化を観察しえた喉頭癌の1例.
Gastroenterol Endosc, **62**(4)：470-475, 2020.
6) 齋藤康一郎：喉頭乳頭腫の取り扱い. 日耳鼻会
報, **116**：1342-1343, 2013.
7) 酒井昭博：内視鏡を用いた中・下咽頭癌の早期
診断について. 日耳鼻会報, **124**：724-732, 2021.
　Summary　MK 法による下咽頭観察と経口的
内視鏡挿入による中咽頭観察にて中・下咽頭癌
の早期診断が可能になる.
8) 清原英之：下咽頭描出のための the Modified
Killian's method. 耳鼻と臨, **61**：260-262, 2015.
9) 大上研二, 酒井昭博, 戎本浩史ほか：上部消化
管内視鏡検査で見逃されやすい咽頭癌症例の診
断　頭頸部癌, **39**(1)：44-47, 2013.
10) 及川智之, 岩井　渉, 宮崎武文ほか：咽喉頭癌
における内視鏡診断と治療の工夫. Gastroen-
terol Endosc, **61**(1)：62-70, 2019.
11) 井上晴洋, 南　ひとみ, 佐藤嘉高ほか：中・下
咽頭表在癌の拡大内視鏡診断. 胃と腸, **45**(2)：
217-226, 2010.

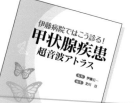

伊藤病院ではこう診る！
甲状腺疾患
超音波アトラス

2018 年 2 月発行
B5 判 148 頁 web 動画付き 定価（本体価格 4,800 円＋税）
すべての医師、看護師、
臨床検査技師のための実践書！

監 修 伊藤公一
編 集 北川 亘

豊富な写真と動画で様々な甲状腺疾患を網羅！
伊藤病院で行われている超音波検査の実際なども紹介しています。
弊社関連書籍（下記に詳細）のリンクページも掲載しておりますので、是非ご活用ください。

＜一部目次＞

Ⅰ章　総論	Ⅱ章　各論
超音波検査に必要な甲状腺の解剖	正常甲状腺
超音波検査装置・機器の使い方	甲状腺の良性疾患（びまん性疾患）
伊藤病院における超音波検査	甲状腺の良性疾患（結節性疾患）
超音波検査と併用される各種検査	甲状腺の悪性腫瘍
甲状腺超音波検査における用語	稀な腫瘍／その他の疾患／副甲状腺の疾患

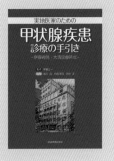

実地医家のための甲状腺疾患診療の手引き―伊藤病院・大須診療所式―

関連書籍

2012 年 11 月発行
本体価格（6,500 円＋税）
B 5 判　216 頁

監修　伊藤公一
編集　北川　亘・向笠浩司・渋谷　洋

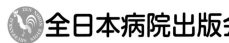
全日本病院出版会　〒113-0033 東京都文京区本郷 3-16-4　Tel：03-5689-5989
http://www.zenniti.com　　　　　　　　　　　　　　　Fax：03-5689-8030

MB ENT, 293：87-92, 2024

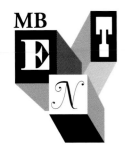

◆特集・みみ・はな・のど診療に内視鏡をどう活かすか？

喉頭手術・音声外科における内視鏡の役割

平野　滋*

Abstract　喉頭内視鏡は喉頭疾患，音声疾患の診断には必要不可欠であり，声帯病変の鑑別には喉頭ストロボスコピー検査が必須である．声帯ポリープをはじめとする良性病変の鑑別診断はもとより，悪性病変の深度診断にも有用である．喉頭の内視鏡手術は喉頭注入術，声帯注射が主体となり，声帯病変の手術は全身麻酔がかけられない，喉頭展開が困難など，ラリンゴマイクロサージャリーができない症例に限るべきである．喉頭注入術は内視鏡モニター下に行うが，注入のアプローチには経鼻内視鏡，経口，経皮の3通りがあり，経皮的アプローチには舌骨甲状間アプローチ，経甲状軟骨アプローチ，経輪状甲状靱帯アプローチがあり，長所・短所を考えながら症例にあわせて選択するとよい．喉頭内視鏡は枠組み手術のときの術中モニタリングにも有用である．喉頭内視鏡は種々の場面で効力を発揮するので，適材適所に用いるとよいと考えられる．

Key words　音声外科(phonosurgery)，内視鏡(endoscope)，ストロボスコピー(stroboscopy)，喉頭注入術(injection laryngoplasty)

はじめに

　喉頭手術・音声外科には声帯の手術(LMS：ラリンゴマイクロサージャリー)，喉頭枠組み手術，気道狭窄の手術，喉頭癌の手術などが含まれる．これらの術前，術中における喉頭内視鏡の役割は大きく，これを適切かつ有効に使うことが手術の質の向上にもつながる．本稿では主に声帯の手術と枠組み手術における内視鏡の利用法を紹介する．声帯の手術は多様であり，声帯にメスを入れる手術，喉頭注入術，声帯注射，声門開大術などがあるが，喉頭内視鏡が有用な手術としては喉頭注入術と声帯注射がもっともよい適応となる．声帯にメスを入れる手術は全身麻酔下のLMSが基本であり，内視鏡下の手術は推奨されず，全身麻酔がかけられない，直達喉頭鏡による喉頭展開が困難などの症例に限定すべきである．

声帯病変における内視鏡検査
（ストロボスコピーを含む）

　音声障害の診断に喉頭内視鏡は必須アイテムであり，ストロボスコピーを組み合わせることで音声障害の鑑別が可能である(図1)．近年の電子内視鏡の進歩は喉頭の器質的疾患，機能的疾患の識別に極めて有用で，声帯の器質的疾患として代表的なポリープ，結節，嚢胞，ラインケ浮腫は形態的に鑑別可能であるが，声帯振動を検出するストロボスコピーが最終診断には重要かつ必須と考えている．特に，ポリープや結節の陰に嚢胞が潜んでいることは決して少なくなく，適切な手術手技を施行するうえで術前の可能な限りの診断が求められる．ストロボスコピーでは嚢胞は周囲組織とは独立した組織であるため小病変でも振動が著しく制限されることが多く，ポリープや結節との鑑別点となる(表1)．

　白板症や早期声門癌においては深部診断が重要

＊　Hirano Shigeru，〒602-8566　京都府京都市上京区河原町通広小路上る梶井町465　京都府立医科大学　耳鼻咽喉科・頭頸部外科，教授

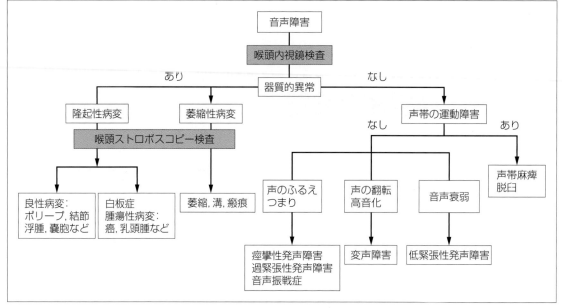

図 1. 音声障害の鑑別

表 1. 声帯の良性病変のストロボスコピーによる鑑別点

病変	振動
ポリープ	保たれることが多い 大きいもの，肉芽様では減弱・消失
結節	保たれることが多い 線維化をきたすと硬くなる
嚢胞	基本的に不良
ラインケ浮腫	保たれることが多い 大きいもの，肉芽様では減弱・消失

であり，微小浸潤病変であれば上皮下～声帯靱帯内での切除が可能で，この場合，術後の声帯瘢痕は最小限にすむため音声障害も軽度ですむ．一方，深部浸潤の場合は術後に重度の音声障害をきたすため，放射線治療を検討する必要がある．これらの深部診断にはストロボスコピーが必須であり，声帯振動がある程度残存していれば比較的浅い病変であることがわかるが，振動が消失していれば深部浸潤の診断となる．

喉頭の内視鏡手術：喉頭注入術，声帯注射

喉頭注入術，声帯注射は，脂肪注入が基本全身麻酔を要するのを除けば，基本局麻下に可能であり，内視鏡手術のもっともよい適応となる．

喉頭注入術は声帯の内方移動が目的であるので，声門閉鎖不全を呈する疾患として一側声帯麻痺，声帯萎縮の一部が適応となる．注入物質としてアテロコラーゲン，水酸化アパタイトジェル，ヒアルロン酸製剤などが用いられてきた[1][2]．注入部位は声帯外側（声帯筋，傍声門間隙）である．

一方，声帯注射ではステロイドや塩基性線維芽細胞増殖因子（bFGF：フィブラスト®），最近では日本でも痙攣性発声障害に対して声帯筋へのボツリヌス毒素が用いられる．ステロイドは基本的には抗炎症作用なので，炎症を主体とする急性～遷延性声帯炎や声帯結節がよい適応となり，声帯粘膜内に注射する[3][4]．また，急性期の瘢痕には抗炎症と線維化予防を期待して使われることがあるが，慢性期瘢痕に対する治療効果は通常期待されない．bFGF は声帯の粘膜および筋肉の再生薬として近年普及しつつある[5][6]．粘膜再生の適応は萎縮，瘢痕，溝症であり，この場合は声帯粘膜内投与となる．筋肉再生としては反回神経麻痺が適応となり，声帯筋内に注射する．bFGF の声帯注射は保険外診療になる点は留意されたい．

喉頭の表面麻酔

局麻下内視鏡手術を行うにあたり，喉頭の表面麻酔は極めて重要であり，咽頭反射が完全に消失することが必要である．我々の行っている手順を

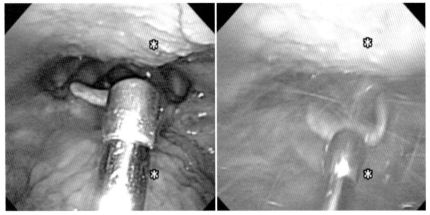

図 2. 喉頭麻酔
経鼻内視鏡でモニターしながらキシロカインスプレーを行う

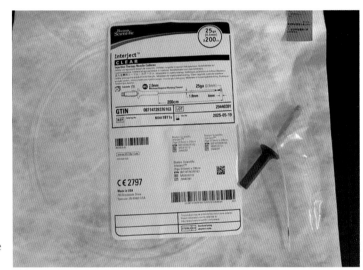

図 3.
内視鏡用穿刺針
25 ゲージの flexible needle

紹介する．まず 2% キシロカインビスカスを口腔内に含んでもらい，上を向いてもらうことで軟口蓋および中咽頭後壁と舌根の一部の表面麻酔を 5〜10 分間行う．続いて舌根，喉頭蓋，声門，披裂部の表面麻酔を 4% キシロカインスプレーを用いて反復して行う．この際，猫背で頸部屈曲，下顎伸展のいわゆる sniffing position をとってもらうと効率的に喉頭の麻酔が可能である．声門へのスプレーでは間接喉頭鏡や内視鏡でモニターしながら的確にスプレーする（図 2）．スプレーのみでの麻酔が不十分な場合は 4% キシロカイン液をドリップするとよい．高度の反射の場合，両側の上喉頭神経内枝のブロック注射をすることもあるが，これを要することは稀である．甲状軟骨上角と舌骨の間で，甲状軟骨上縁に沿って，1% キシロカインを 1 mL ほど注射して浸潤させるとよい．

喉頭注入術・声帯注射の手技

1．アプローチ

喉頭注入術のルートとしては経鼻的・経口的・経皮的アプローチがあり，経皮的アプローチとして舌骨甲状間，甲状軟骨，輪状甲状靱帯を経由する方法が考案されてきた[3]．

・**経鼻的アプローチ**：チャンネル付き経鼻内視鏡を用い，チャンネルに内視鏡用穿刺針（図 3）を通して行う．

・**経口的アプローチ**：彎曲型針（図 4）を経口的に挿入し，内視鏡でモニターしながら行う[7]．

・**経皮的アプローチ**：舌骨甲状間からカテラン針を屈曲させて刺入する方法[8)9]，甲状軟骨を直接貫く方法[10]，輪状甲状靱帯から刺入する方法がある．針は 25〜28 G を用いることが多く，甲状

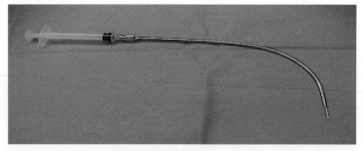

図4. 経口用彎曲型注射針

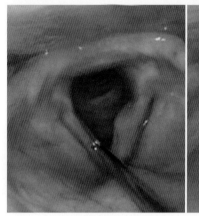 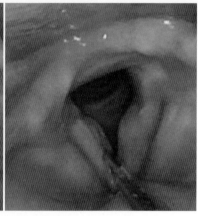

a. 声帯粘膜膜様部に穿刺　　　　　　　　b. 注射完遂

図5. 声帯溝症に対する bFGF 声帯注射

軟骨を貫く方法は現在はあまり行われず，直視下に声帯に刺入できる舌骨甲状間アプローチが好まれている．経輪状甲状靱帯アプローチはボツリヌス毒素注入に用いられることが多い．

2. 手　順

・経口的アプローチ：助手が経鼻内視鏡を挿入し声門をモニターし，術者は経口的に彎曲針を挿入する．この時，舌を突出したほうがやりやすく，患者に舌を把持してもらうか，術者が把持してもよい．喉頭注入術では声帯の外側で声帯筋（できれば傍声門間隙）を目指して刺入する．声帯に注射する場合は粘膜固有層浅層を目指して浅く刺入する（図5）．舌骨甲状間アプローチでも手順は同様であるが，舌を突出する必要がなく，針が舌根を経由しない分，咽頭反射は起こりにくくなる．

・経輪状甲状靱帯アプローチ：主にボツリヌス毒素注入に用いられる．輪状軟骨上縁を確認し，正中から数 mm 外側から刺入，声帯筋方向にやや外側上方に向けて針を進める．進める方向，角度は男女，個人によって異なり，喉頭の解剖を熟知しておく必要があるが，ボツリヌス毒素を打つ場合は筋電図を用いて確認するとよい．我々は筋電計 MEM-8301 ニューロパック n1（日本光電）（図6）を用いている．

枠組み手術における内視鏡の利用

1. 診断のポイント

一側性声帯麻痺の場合の内視鏡検査では，後部声門を含めた声門閉鎖不全の程度と両側声帯のレベル差が重要となり，通常光での検査でもある程度確認できるが，ストロボスコピーがより正確かつ詳細な情報を与えてくれる．声門閉鎖不全が軽度で声帯振動が同期して認められれば音声治療が効果的なことがある．一方，声門閉鎖不全が高度で麻痺声帯の振動がほとんど起こらない状況では声帯内方移動術を検討することになる．

ストロボスコピーは基本，声帯病変の診断に有用であるが，他の用途もあることを留意しておくべきである．

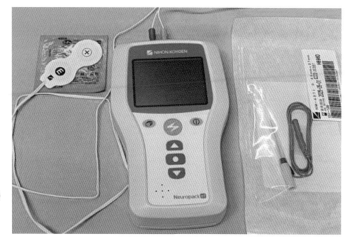

図 6.
ボツリヌス毒素の声帯筋注射時の
モニター用筋電図

2．術中モニタリング

　声帯内方移動術（甲状軟骨形成術Ⅰ型，披裂軟
骨内転術）は原則局所麻酔で行われる．術中調整
のために声の確認と内視鏡のモニタリングが必須
だからである．術中モニタリングには経鼻内視鏡
を用い，手術室においては通常光での観察が一般
的だが，通常光では声門閉鎖の正確な把握や振動
の同期の確認は不可能である．最近はポータブル
ストロボスコピーも登場しており，可能であれば
術中ストロボスコピーによるモニターが望まれる．

まとめ

　内視鏡は喉頭疾患の診断においては必須であ
り，特に喉頭ストロボスコピーが声帯病変の鑑別
診断，手術法の選択に有用である．内視鏡手術は
喉頭注入術，声帯注射が主体となり，喉頭の表面
麻酔，内視鏡手術のセットアップと喉頭へのアプ
ローチ法を十分に習熟する必要がある．内視鏡は
喉頭枠組み手術における術中モニタリングとして
も必要不可欠である．

文　献

1) Bishop R, Mousset M, Althubaiti A, et al：
   Effect of injection laryngoplasty material on
   outcomes in pediatric vocal fold paralysis.
   Transl Pediatr, **11**(7)：1114-1121, 2022.
   Summary　小児の声帯麻痺に対する喉頭注入
   術について，多種類の注入物質を用いて比較検
   討している．

2) Henriques DP, Martins RHG, Gataneo AJM：
   Efficacy of Injectable Laryngoplasty With
   Hyaluronic Acid and/or Calcium Hydroxyapa-
   tite in the Treatment of Glottic Incompetence.
   Systematic Review and Meta-analysis. J
   Voice. 2023 Feb 17：S0892-1997(23)00019-X.
   doi：10.1016/j.jvoice.2023.01.020. Online ahead
   of print.

3) Elsaeed A, Afsah O, Nawka T, et al：Treat-
   ment of Vocal Fold Nodules：Transnasal Ste-
   roid Injection Versus Microlaryngoscopic Pho-
   nomicrosurgery. J Voice. 2023 Mar 5：S0892-
   1997(23)00038-3. doi：10.1016/j.jvoice.2023.02.
   003. Online ahead of print.

4) Wu CH, Lo WC, Liao LJ, et al：Vocal Fold Ste-
   roid Injection for Benign Vocal Lesions in Pro-
   fessional Voice Users. J Voice, **37**(3)：472. e1-
   472. e6, 2023. doi：10.1016/j.jvoice.2021.02.002.
   Epub 2021 Mar 8.

5) Hirano S, Sugiyama Y, Kaneko M, et al：Intra-
   cordal Injection of Basic Fibroblast Growth
   Factor in 100 Cases of Vocal Fold Atrophy
   and Scar. Laryngoscope, **131**(9)：2059-2064,
   2021. doi：10.1002/lary.29200. Epub 2020 Oct
   27.

6) Kaneko M, Tsuji T, Kishimoto Y, et al：Regen-
   erative Effects of Basic Fibroblast Growth
   Factor on Restoration of Thyroarytenoid
   Muscle Atrophy Caused by Recurrent Laryn-
   geal Nerve Transection. J Voice, **32**(6)：645-
   651, 2018. doi：10.1016/j.jvoice.2017.09.019.
   Summary　ラットの反回神経切断モデルで，
   声帯筋へのbFGF注入による筋と神経再生効果
   を示した初の基礎論文である．

7) Tateya I, Omori K, Kojima H, et al：Steroid

injection for Reinke's edema using fiberoptic laryngeal surgery. Acta Otolaryngol, **123**(3)： 417-420, 2003.

8）Amin MR：Thyrohyoid approach for vocal fold augmentation. Ann Otol Rhinol Laryngol, **115**：699-702, 2006.

Summary 喉頭注入術のアプローチのうち，舌骨甲状間経由でのアプローチを示した初の論文である．これ以降，同手技が普及することになった．

9）渡嘉敷亮二，平松宏之，井上　瞬：屈曲させたカテラン針を用いて行う甲状舌骨間経由の声帯内注入術．日気管食道会報, **63**：466-470, 2012.

10）Chhetri DK, Jamal N：Percutaneous injection laryngoplasty. Laryngoscope, **124**：742-745, 2014.

MB ENT, 293：93-100, 2024

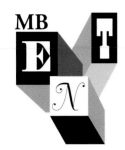

◆特集・みみ・はな・のど診療に内視鏡をどう活かすか？

咽頭・喉頭の悪性腫瘍手術

佐藤宏樹[*1]　塚原清彰[*2]

Abstract　ELPS は TOVS や TORS などとならび国内で多く行われている中咽頭，下咽頭，喉頭癌に対する経口的切除の術式の一つである．開発当初は主に消化器内視鏡医を中心に行われてきたが，近年のハイビジョン内視鏡の普及や診断技術の進歩に伴い耳鼻咽喉科・頭頸部外科でも一般化な治療となってきた．ELPS は中咽頭，下咽頭，喉頭の各亜部位で行われるがことがあるが，それぞれの解剖学的な特徴を理解して行うことが重要である．適切な手技で神経や筋組織などの正常組織を温存することで，低侵襲手術として腫瘍を安全に切除し合併症をより少なくすることにつながる．ELPS は早期癌だけでなく，頸部リンパ節転移を有する症例や RT（CRT）後の症例でも行われるようになってきている．ELPS は頭頸部癌治療における低侵襲手術としての重要な役割を担う術式の一つであり，今後のさらなる発展が期待される．

Key words　ELPS（endoscopic laryngopharyngeal surgery），下咽頭癌（hypopharyngeal carcinoma），中咽頭癌（oropharyngeal carcinoma），喉頭癌（laryngeal carcinoma），経口的切除（transoral surgery），内視鏡治療（endoscopic surgery）

はじめに

近年，ハイビジョン内視鏡，NBI（narrow band imaging）といった光学技術の開発・普及と内視鏡診断技術の進歩により頭頸部領域において中咽頭，下咽頭，喉頭表在癌の早期発見が一般化してきた．当初は咽頭表在癌に対して EMR（endoscopic mucosal resection）や ESD（endoscopic submucosal dissection）が行われるようになった．これらの治療は主に消化器内視鏡医（以下，内視鏡医）によって行われてきた治療であった．その後，彎曲型喉頭鏡を用いて経口的に病変の切除を行う ELPS（endoscopic laryngopharyngeal surgery）が開発された[1]．そして，ELPS の普及が進んだことで耳鼻咽喉科・頭頸部外科医（以下，頭頸科医）の間でも広く行われるようになってきた．

本邦では頭頸部表在癌に対する治療として，こ

れらの内視鏡治療の他にも頭頸科医が主として行う TOVS（transoral videolaryngoscopic surgery）や[2]，最近ではロボット支援手術である TORS（transoral robotic surgery）[3]が行われている．そして，治療方法は施設内にそれぞれの治療を専門に行う医師がいるかいないかで，施設ごとに異なるのが現状である．

本稿では中咽頭，下咽頭，喉頭の内視鏡下腫瘍切除（主に ELPS）について概説する．

ELPS の適応

耳鼻咽喉科用内視鏡での検査，頸部超音波検査，必要に応じて CT，MRI，FDG-PET/CT を併用して，原発病変，頸部リンパ節転移，遠隔転移の評価を行う．そして，上部消化管内視鏡により食道癌や胃癌などの同時性重複癌のスクリーニング検査を治療前に行う．我々は cT1～cT3 まで

*1 Sato Hiroki, 〒 160-0023　東京都新宿区西新宿 6-7-1　東京医科大学耳鼻咽喉科・頭頸部外科学分野，兼任准教授
*2 Tsukahara Kiyoaki, 同科，主任教授

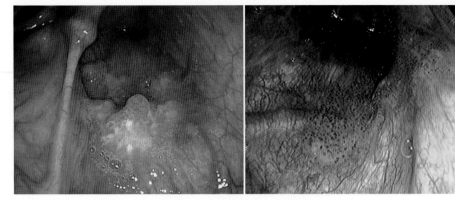

図 1. 耳鼻咽喉科内視鏡画像　　　　　　　　　a｜b

a：白色光で観察される粘膜の発赤，白濁粘膜，顆粒状・結節状の隆起，
　小白苔，びらん

b：NBI での brownish area と内部の brown dots

の病変で広範囲にわたる深部浸潤がない病変，遠隔転移のない症例を ELPS の適応としている．また，咽頭腔もしくは食道入口部の1/2周以上の病変で，切除後に咽頭，食道入口部の狭窄をきたすことが予想される症例は基本的に適応外としている．以前は頸部リンパ節転移のある症例は ELPS の適応外としていたが，現在では頸部リンパ節転移があっても節外浸潤がなく，手術のみで根治が期待できる症例は ELPS の適応としている．最終的な治療方針は当院における頭頸部癌領域のキャンサーボードで，放射線読影医・治療医の意見も考慮して決定している．

耳鼻咽喉科内視鏡による病変の術前評価

　ELPS の計画にあたっては，内視鏡で可能な限り病変の全貌を観察することが重要で，そのためには咽喉頭の観察環境を整えることが必須である．咽頭粘膜には唾液や痰などの分泌物が付着していることが多く，内視鏡観察の妨げになるため，前処置として1～2口の飲水を行ってもらう．また，一般的な消化器内視鏡のように送気・送水による内視鏡レンズの洗浄機能がないため，検査前に内視鏡のレンズに曇りなどがないかを確認する．

　頭頸部の観察では，経口での口腔・中咽頭の観察と，経鼻での咽喉頭鼻腔観察の両者を必ず行う．中咽頭の経口観察時には挺舌発声法が有用である．患者自身に挺舌と発声をさせることで検者

が舌圧子を用いることなく中咽頭を良好な視野で観察が可能である．特に，発声による軟口蓋の挙上，挺舌による前口蓋弓の引き出しにより中咽頭後壁，前後口蓋弓，口蓋扁桃，舌扁桃溝の観察が良好となる[4]．経鼻観察においては，内視鏡挿入時に鼻汁や鼻腔・咽頭粘膜に接触するとレンズの汚れにつながるので適宜鼻腔内の吸引を行う．また咽頭・喉頭粘膜への内視鏡尖端の不必要な接触は咽頭反射を惹起するため可能な限り避ける．上咽頭から中咽頭，下咽頭の順に内視鏡を進めていき，咽頭腔を全周性に観察する．下咽頭の深部は modified Killian 法を併用することで食道入口部付近まで観察が可能となる[5]．喉頭の観察時は喉頭麻痺の有無も確認する．これらの検査の手順について事前に患者に説明しておくとスムーズに検査を行うことができる．

　頭頸部表在癌における病変の性状は肉眼型で表面隆起型と表面型（頭頸部癌取扱い規約）がほとんどである．白色光と NBI を用いて，それぞれで得られる所見を確認する．白色光では粘膜の発赤，白濁粘膜といった色調や丈のある顆粒状・結節状の隆起，小白苔，びらんといった所見が重要である．一方，NBI では領域をもった茶色の粘膜（brownish area）とその内部の点状の不整な異型血管の増生（brown dots）や正常血管透見網の消失といった所見が表在癌の特徴である（図1）[6]．解像度の点で消化器内視鏡には劣るが，耳鼻咽喉科内視鏡でもこれらの所見を十分に観察可能で，観

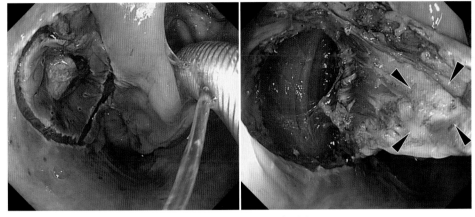

図 2. 上皮化浸潤を疑う腫瘍
a：安全域を広めに全周切開
b：局注をしながら腫瘍の裏面(矢尻)を確認し粘膜下切開剥離を行う

a | b

察方法を工夫し可能な限り鮮明な画像を得ることが十分な術前診断につながる.

ELPS の手技

当院の ELPS は,頭頸科医と内視鏡医が協同で行っている.また,切除は先端可変式の高周波メス(KD-600, OLYMPUS)を用いて頭頸科医が行っている.内視鏡や電気メス,把持鉗子との干渉を極力抑えるため全身麻酔時は 6.0〜7.0 mm の気管チューブを用いて,可能な限り経鼻挿管としている.切除は ① 切除範囲のマーキング,② 全周切開,③ 粘膜下切開剥離の順で行う.彎曲型喉頭鏡を用いて咽喉頭を展開後,内視鏡医が拡大内視鏡により病変の観察を行い,0.75%ルゴールを散布し病変の進展範囲を診断し,頭頸科医と内視鏡医で切除範囲を決定する.マーキングにおいて病変の辺縁が上皮内癌の場合には約 3 mm の安全域を設定する.病変の辺縁に腫瘍の厚みがあり,上皮下への浸潤が疑われる場合は腫瘍に切り込まないように病変に応じて切除範囲を拡大し安全域の確保を行う.全周切開や粘膜下切開剥離時にはアドレナリン・インジゴカルミン添加生理食塩水を粘膜下に局注している.局注を行う理由は,粘膜下切開剥離において局注を適切に行うことで腫瘍の裏面を確認しながら安全に切開剥離することができるためである(図2).局注は内視鏡医が内視鏡の鉗子口を経由して内視鏡処置用の穿刺針を用いて行っている.全周切開および粘膜下

切開剥離時には先端段状の彎曲鉗子(永島医科器械)を用いて切開・剥離面にトラクションをかけると,スムーズな手技が可能となる.把持鉗子は縦開き型と横開き型を粘膜の局面に応じて使い分けている.また,内視鏡医が ESD 手技での切開・剥離を行うことや,穿刺針を用いて切開・剥離面にトラクションをかけることで助手的な手技を行うこともある[7].病変の切除が食道まで及ぶ場合は内視鏡医による ESD を併用している.また,切除病変が大きい場合や内視鏡と高周波メス,鉗子が干渉するなど,切開面にうまくトラクションがかからない場合もある.切開面にトラクションがかからない場合,予期せぬ血管の離断による出血,腫瘍に切り込むなどの原因となることがある.このような場合,我々は,頭頸科医が 2 本の把持鉗子を用いて切開・剥離面の展開を行い,内視鏡医が ESD での切開を行うなどの工夫をしている.頭頸科医と内視鏡医が協同・連係して最大 3arm を用いることで合併症や腫瘍学的な観点において安全な病変の切除が可能である(図3)[8].止血は高周波メスで行うが,高周波メスでの止血が不十分であると思われる血管の処理は,頭頸科医が術野を展開し,内視鏡医が止血鉗子を用いて行っている.当科での ELPS は OLYMPUS 社製の電気手術用ジェネレーターを使用しており,切開は Pulse Cut Slow モード(30 W, Effect：1)で,粘膜下の切開剥離は Forced Coag モード(30 W, Effect：1)で,止血鉗子による凝固は Soft Coag

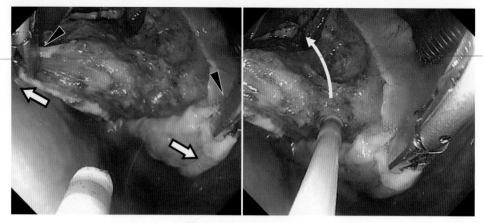

図 3. 3arm での ELPS
a：頭頸科医が 2 本の把持鉗子（矢尻）で剝離面を展開（矢印）
b：展開された剝離面を ESD 手技で切開

a｜b

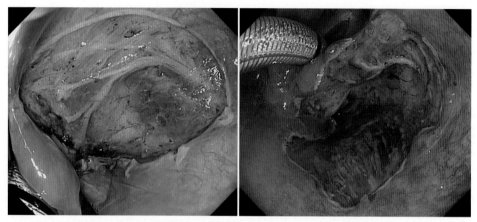

図 4. 下咽頭梨状陥凹の ELPS で温存された上喉頭神経内枝

モード（60 W，Effect：3）で行っている．病変の切除終了後に十分に止血確認を行った後に内視鏡下で胃内のガスを吸引し手術を終了している．

ELPS の手術手技における注意点

1．解剖学に基づいた注意点
1）梨状陥凹

梨状陥凹病変では上喉頭神経内枝の損傷に注意する．上喉頭神経内枝は梨状陥凹先端部やや外側から筋を貫いて流入し，披裂喉頭蓋ヒダの梨状陥凹側に沿って走行している（図4）．上喉頭神経内枝麻痺は，喉頭蓋の感覚の低下，喉頭内転筋反射の消失，誤嚥，軽度の嗄声，嚥下障害などをきたすとされている[9]．神経損傷を回避するためには神経の走行を念頭に置くことと，粘膜下層の切開・剝離において局注を適切な層に行うことが大切で，神経線維を同定し神経を分離しながら剝離していくと温存可能である．ただし，腫瘍の浸潤が疑われる場合は合併切除を検討する．

2）輪状後部

輪状後部には粘膜下層の深層に，黄色で，一見脂肪組織のようにみえる小唾液腺の層が存在する（図5）．小唾液腺の層は血管も豊富なため，深い浸潤のない腫瘍では小唾液腺を温存する層で粘膜下の切開剝離を行う．粘膜下に局注を行い，インジゴカルミンで青く染まった粘膜下層と黄色の小唾液腺の層を見極め分離すると，適切な層を同定しやすい．小唾液腺の層に切り込まないように均一な層で軟膜下の切開剝離を行うことがスムーズな切除につながる．一方，腫瘍浸潤が疑われる場合は小唾液腺の層も合併切除する．

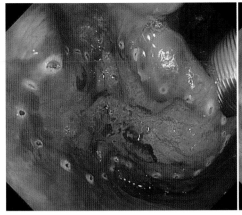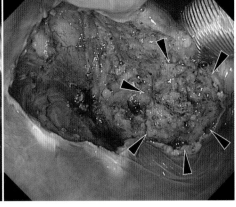

a｜b 　　　　　　**図 5**. 下咽頭輪状後部の ELPS
a：輪状後部から左梨状陥凹の表在癌
b：小唾液腺の層（矢尻）を温存し病変の切除後

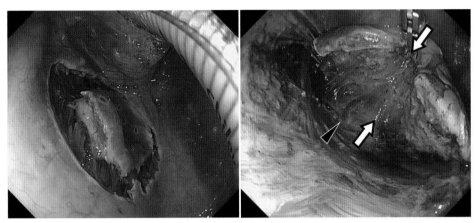

a｜b 　　　　　　　**図 6**. 咽頭後壁の ELPS
a：中咽頭後壁の薄い粘膜下層
b：下咽頭後壁の肛門側の厚い粘膜下層（矢印）と，筋層から垂直方向に走る
　血管（矢尻）

3）後　壁

　後壁の粘膜は中咽頭から下咽頭，食道入口部で粘膜下層の厚さが異なることに注意する．中咽頭から下咽頭後壁の口側までは粘膜下層は他の部位に比べ薄い（図 6-a）．このため，他の部位と同様に穿刺・局注すると，局注液が筋層に溜まり，粘膜下層が圧迫され，適切な粘膜下層への局注が難しくなる．一方，下咽頭の肛門側粘膜下は粘膜下層が厚く局注は容易であるが，この部位では輪状咽頭筋から垂直方向に比較的太い血管が垂直に立ち上がっている（図 6-b）．このため，不用意に血管を切離すると出血が増え内視鏡術野の妨げになり，術中・術後出血のリスクとなる．局注を行いながら血管を的確に同定し止血鉗子で先行止血を

行った後に血管を切離することが望ましい．

4）喉頭蓋舌根面

　喉頭蓋軟骨は粘膜直下に存在している．喉頭蓋舌根面の上皮内癌では喉頭蓋軟骨を温存する（図 7）．粘膜下組織は薄いため，ゆっくりと局注する．粘膜を切開した後，高周波メスの先端を収めた状態で鈍的に剥離するとスムーズに粘膜下の剥離を行うことができる．

5）前壁（舌根）

　舌根は粘膜上皮が厚く，粘膜下層が薄く，そして筋組織が厚い．このため，局注液が非常に入りにくい．また，粘膜上皮に凹凸があり，均一に粘膜下の切開剥離ができないため，深部の安全域確保の観点から，舌根部の切除は筋層内で切開剥離

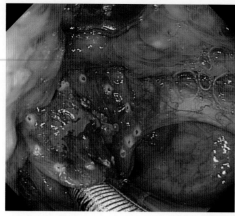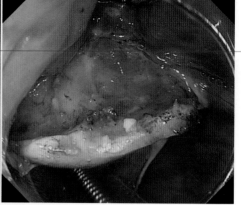

図 7. 喉頭蓋舌根面の ELPS　　　　　　　　　　a｜b
a：喉頭蓋舌根面の表在癌
b：喉頭蓋軟骨を温存し切除

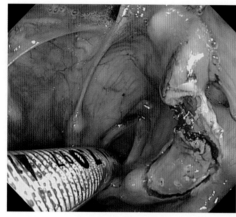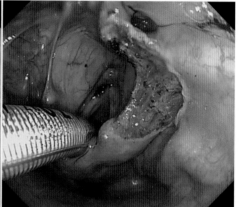

図 8. 内喉頭の切除　　　　　　　　　　　　　a｜b
a：披裂部の表在癌．舌根部に彎曲型喉頭鏡をかけ，内喉頭から
　全周切開を行う
b：病変の切除後

を行う．

6）内喉頭の切除

披裂部や梨状陥凹，輪状後部の病変ではしばしば内喉頭に病変が進展している．進展が部分的なものであれば ELPS で合併切除も可能である．挿管チューブと内視鏡・電気メスや鉗子類が交錯する時は，鉗子で挿管チューブを跳ね上げ視野を確保する．また，切開部位によっては舌根部に彎曲型喉頭鏡をかけると切開しやすいこともある．広範囲に局注すると working space が狭くなるため少しずつ切開を進める（図8）．全周切開を終えると病変を把持鉗子で把持して容易に粘膜下の切開剝離が可能となる．内喉頭の切除範囲が広い場合は術前気管切開を考慮する．

2．頸部リンパ節転移を有する症例での ELPS

最新の頭頸部癌診療ガイドラインでは，治療のアルゴリズムにおいて頸部リンパ節転移を有する T1，T2 症例では経口的切除と頸部郭清が治療の選択肢に挙げられている．当科では頸部リンパ節転移の節外浸潤がない症例のみ ELPS の適応としている．そのため，まず先行して頸部郭清を行い，病理学的に節外浸潤のないことを確認し，二期的に ELPS を行っている．節外浸潤を認めた場合，ELPS は行わずに化学放射線療法（chemoradio-therapy：CRT）や放射線治療（radiotherapy：RT）としている．ただし，画像所見で明らかに節外浸潤のない症例では一期的に頸部郭清と ELPS を行うこともある．

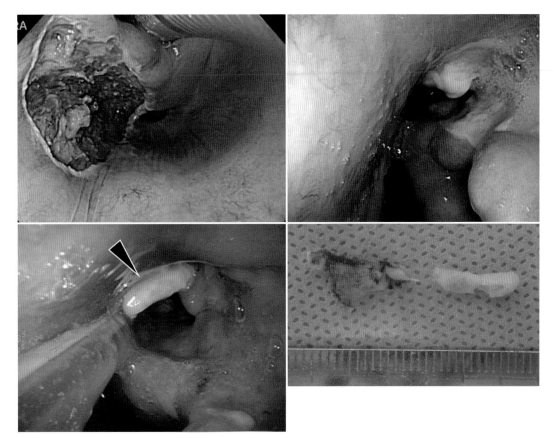

図 9. 救済 ELPS 後の喉頭壊死
a：左梨状陥凹の救済 ELPS 直後
b：術後 14 日目創部
c：術後 60 日目創部．壊死した甲状軟骨の一部が露出（矢尻）
d：経口的に除去した甲状軟骨

3．放射線治療・化学放射線療法後の救済治療としての ELPS の注意点

ELPS は新鮮例だけでなく，RT や CRT の再発症例に対する救済手術として行われることがある．しかしながら，一般的に RT，CRT 後は組織の瘢痕・浮腫による術後合併症が多い．下咽頭癌の救済 ESD 後に遅発性の反復感染をきたし喉頭全摘に至った症例や[10]，同様に下咽頭の救済 ESD 後に咽後膿瘍・縦隔膿瘍に至った症例が報告されており[11]，合併症が重篤化する危険性が非常に高い．当科でも下咽頭癌の救済 ELPS 後に遅発性感染から部分的な喉頭壊死に至り，咽頭内に甲状軟骨の一部が露出した症例を経験した（図 9）．露出した一部の軟骨を除去することで保存的に軽快したが，経口摂取までに約 2 か月を要した．適応と，救済 ELPS 後の合併症対策については，課題が少なくないのが現状である．

おわりに

ELPS は頭頸部癌治療における低侵襲手術としての重要な役割を担う術式の一つとなった．ELPS をはじめとした経口的切除の手術手技の向上にはそれぞれの亜部位における解剖学的特徴の十分な理解が必要である．手術手技の向上により，腫瘍学的，合併症の観点からも安全な切除が可能である．また，国内の経口的切除は ELPS だけでなく，TOVS や TORS も積極的に行われている．ELPS だけでなくそれぞれの手術手技を理解し，習熟させることで患者にメリットのある低侵襲手術が行われることが期待される．

参考文献

1) 佐藤靖夫, 大森 泰, 田川崇正：下咽頭表在癌
の手術治療 内視鏡的咽喉頭手術(ELPS)の経
験. 日耳鼻会報, **109**：581-586, 2006.
Summary 2004年9月から導入されたELPS
を施行した49症例の治療方法と成績の検討に
ついて概説されている.

2) Shiotani A, Tomifuji M, Araki K, et al：Video-
laryngoscopic transoral en bloc resection of
supraglottic and hypopharyngeal cancers
using laparoscopic surgical instruments. Ann
Otol Rhinol Laryngol, **119**：225-232, 2010.

3) Weinstein GS, O'Malley BW Jr, Snyder W, et
al：Transoral robotic surgery：supraglottic
partial laryngectomy. Ann Otol Rhinol Laryn-
gol, **116**：19-23, 2007.

4) Tomioka R, Sato H, Okamoto I, et al：Transoral
endoscopic examination of the oropharynx
with tongue protrusion, phonation, and open
mouth. Cancer Diag Progn, **1**：427-434, 2021.

5) Sakai A, Okami K, Ebisumoto K, et al：New
techniques to detect unknown primaries in
cervical lymph node metastasis. Laryngo-
scope, **120**：1779-1783, 2010.

6) 川田研郎, 齋藤賢将, 藤原直人ほか：経鼻内視
鏡によるIEEを併用した咽喉頭精密診断. 消化
器内視鏡, **32**：1833-1841, 2020.

7) 佐藤宏樹, 塚原清彰, 岡本伊作ほか：頭頸部表
在癌に対するEndoscopic Laryngo-pharyngeal
Surgery(ELPS)の短期治療成績. 日耳鼻会報,
122：891-897, 2019.

8) Yamaguchi H, Sato H, Tsukahara K, et al：Co-
treatment with endoscopic laryngopharyngeal
surgery and endoscopic submucosal dissection.
Auris Nasus Larynx, **48**：457-463, 2021.

9) 廣田隆一, 高ノ原恭子, 安江友世ほか：上喉頭
神経内枝麻痺を伴った頸椎前方手術後嚥下障害
の2例. 耳鼻と臨, **55**：142-150, 2009.

10) 加納里志, 折舘伸彦, 福田 諭：照射後の異時
性重複下咽頭癌に対するESD後に反復感染を
来たし喉頭全摘に至った1症例. 日気食会報,
63：331-336, 2012.

11) 楯谷一郎, 嘉田真平, 石川征司ほか：下咽頭癌
放射線治療後のサルベージESD術後約4週間
で発症した咽後・縦隔膿瘍例. 耳展, **53**：456-
457, 2010.

違法な「自炊」私はしない！

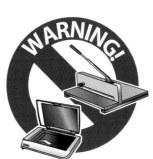

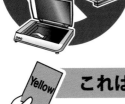

これは違法となる可能性があります！

- 「自炊」データを複数の友人と共有する.
- 「自炊」を代行業者に依頼する.
- 業務に使うために本を「自炊」する.

これは著作権侵害です！

- 「自炊」データをウェブにアップロードし，誰でも使用できるようにする.
- 「自炊」データを販売する.

本を裁断し，スキャナを使って電子化する「自炊」が広まっています.
しかし，著作権法に定められた**ルールを守らない**「自炊」は，**著作権侵害**であり，**刑事罰の対象**となることもあるので，十分な注意が必要です.

特定非営利活動法人 **日本医学図書館協会**／一般社団法人 **日本医書出版協会**

FAX による注文・住所変更届け

改定：2024 年 1 月

　毎度ご購読いただきましてありがとうございます．

　読者の皆様方に弊社の本をより確実にお届けさせていただくために，FAX でのご注文・住所変更届けを受けつけております．この機会に是非ご利用ください．

◎ご利用方法

　FAX 専用注文書・住所変更届けは，そのまま切り離して FAX 用紙としてご利用ください．また，注文の場合手続き終了後，ご購入商品と郵便振替用紙を同封してお送りいたします．**代金が税込 5,000 円をこえる場合，代金引換便とさせて頂きます．**その他，申し込み・変更届けの方法は電話，郵便はがきも同様です．

◎代金引換について

　代金が税込 5,000 円をこえる場合，代金引換とさせて頂きます．配達員が商品をお届けした際に，現金またはクレジットカード・デビットカードにて代金を配達員にお支払い下さい(本の代金＋消費税＋送料)．(※年間定期購読と同時に 5,000 円をこえるご注文を頂いた場合は代金引換とはなりません．郵便振替用紙を同封して発送いたします．代金後払いという形になります．送料は，定期購読を含むご注文の場合は弊社が負担します)

◎年間定期購読のお申し込みについて

　年間定期購読は，1 年分を前金で頂いておりますため，代金引換とはなりません．郵便振替用紙を本と同封または別送いたします．送料弊社負担，また何月号からでもお申込み頂けます．

　毎年末，次年度定期購読のご案内をお送りいたしますので，定期購読更新のお手間が非常に少なく済みます．

◎住所変更届けについて

　年間購読をお申し込みされております方は，その期間中お届け先が変更します際，必ずご連絡下さいますようよろしくお願い致します．

◎取消，変更について

　取消，変更につきましては，お早めに FAX，お電話でお知らせ下さい．

　返品は，原則として受けつけておりませんが，返品の場合の郵送料はお客様負担とさせていただきます．その際は必ず弊社へご連絡ください．

◎ご送本について

　ご送本につきましては，ご注文がありましてから約 1 週間前後とみていただきたいと思います．

◎個人情報の利用目的

　お客様から収集させていただいた個人情報，ご注文情報は本サービスを提供する目的(本の発送，ご注文内容の確認，問い合わせに対しての回答等)以外には利用することはございません．

　その他，ご不明な点は弊社までご連絡ください．

株式会社　**全日本病院出版会**　〒113-0033 東京都文京区本郷 3-16-4-7 F
電話 03(5689)5989　FAX03(5689)8030　郵便振替口座 00160-9-58753

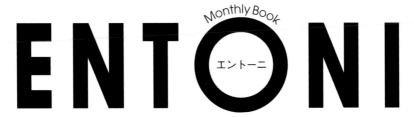

FAX 専用注文書

「Monthly Book ENTONI」誌のご注文の際は，このFAX専用注文書もご利用頂けます．また電話でのお申し込みも受け付けております．
毎月確実に入手したい方には年間購読申し込みをお勧めいたします．また各号1冊からの注文もできますので，お気軽にお問い合わせください．

バックナンバー合計
5,000円以上のご注文
は代金引換発送

—お問い合わせ先—
㈱全日本病院出版会　営業部
電話 03(5689)5989　　FAX 03(5689)8030

□年間定期購読申し込み　　No.　　　　から

□バックナンバー申し込み

No.	-	冊	No.	-	冊	No.	-	冊	No.	-	冊
No.	-	冊	No.	-	冊	No.	-	冊	No.	-	冊
No.	-	冊	No.	-	冊	No.	-	冊	No.	-	冊
No.	-	冊	No.	-	冊	No.	-	冊	No.	-	冊

□他誌ご注文

冊 | 冊

お名前	フリガナ　　　　　　　　　　　　　㊞	電話番号

| ご送付先 | 〒　　-　　　　　　　　　　　　　　　　　　　□自宅　　□お勤め先 |

領収書　　無　・　有　（宛名：　　　　　　　　　　　　）

FAX 03-5689-8030 全日本病院出版会行

年　　月　　日

住 所 変 更 届 け

お 名 前	フリガナ	
お客様番号		毎回お送りしています封筒のお名前の右上に印字されております8ケタの番号をご記入下さい。

新お届け先	〒　　　　　都 道 　　　　　府 県

新電話番号	（　　　　　　）

変更日付	年　　月　　日より	月号より

旧お届け先	〒

※ 年間購読を注文されております雑誌・書籍名に✓を付けて下さい。

- ☐ Monthly Book Orthopaedics （月刊誌）
- ☐ Monthly Book Derma. （月刊誌）
- ☐ Monthly Book Medical Rehabilitation （月刊誌）
- ☐ Monthly Book ENTONI （月刊誌）
- ☐ PEPARS （月刊誌）
- ☐ Monthly Book OCULISTA （月刊誌）

FAX 03-5689-8030

全日本病院出版会行

通常号⇒ No.278 まで　本体 2,500 円＋税
　　　　 No.279 以降　本体 2,600 円＋税
※その他のバックナンバー，各目次等
　の詳しい内容は HP
　（www.zenniti.com）をご覧下さい.

Monthly Book ENTONI No.293

2024 年 2 月 15 日発行 (毎月 1 回 15 日発行)
定価は表紙に表示してあります.
Printed in Japan

発行者　　末　定　広　光
発行所　　株式会社　全日本病院出版会
〒 113-0033 東京都文京区本郷 3 丁目 16 番 4 号 7 階
　　　　　電話 (03) 5689-5989　Fax (03) 5689-8030
　　　　　郵便振替口座 00160-9-58753

印刷・製本　三報社印刷株式会社　　　電話 (03) 3637-0005
広告取扱店　株式会社文京メディカル　電話 (03) 3817-8036